实用临床护理"三基"

——应知应会

东南大学出版社

·南　京·

图书在版编目(CIP)数据

实用临床护理三基. 应知应会/霍孝蓉主编. —南京：
东南大学出版社,2012.2(2024.8 重印)
ISBN 978-7-5641-3270-5

Ⅰ.①实… Ⅱ.①霍… Ⅲ.①护理学 Ⅳ.①R47

中国版本图书馆 CIP 数据核字(2012)第 013572 号

东南大学出版社出版发行

(南京四牌楼 2 号　邮编 210096)

出版人:江建中

江苏省新华书店经销　南京玉河印刷厂印刷

开本:850mm×1168mm　1/32　印张:3.25　字数:101 千字

2012 年 2 月第 1 版　2024 年 8 月第 22 次印刷

ISBN 978-7-5641-3270-5

印数:248001～253000 册　定价:20.00 元

本社图书若有印装质量问题,请直接与读者服务部联系。电话:025-83791830

编写委员会名单

主　编　霍孝蓉

编写人员　（以姓氏笔画为序）：

丁　玉　　刁玲玲　　王雪梅　　王雪静　　王　媛

卞秋桂　　田金萍　　冯　萍　　朱月琴　　朱艳萍

刘扣英　　刘　梅　　许　勤　　孙国珍　　孙春霞

杜　静　　肖雪月　　吴志娟　　沈美云　　张玉蓉

张媛媛　　陈玉红　　陈华玉　　陈　莺　　陈　梅

苗艳飞　　贺　玲　　袁翠萍　　袁　慧　　夏珊敏

顾　平　　顾　红　　钱　薇　　黄丽丽　　黄　萍

曹　清　　梁　钰　　戴　曦　　濮益琴

顾　问　张镇静　谈瑗声　屠丽君

序

2010 年以来卫生部在全国开展的"优质护理服务示范工程"已取得明显成效。我省这项工作起步较早,现在全省大多数医院已普遍开展,"责任制整体护理"的理念和实践有力促进了护理服务质量和水平的提高,得到了广大患者和社会各界的高度认可,也为医药卫生体制改革,尤其是公立医院改革的深入推进营造了良好的氛围。

"责任制整体护理"内涵丰富,但护理"三基",即基础理论、基本知识、基本技能仍然是广大护理人员不可忽视的基本功。随着医疗卫生事业的较快发展和各级各类医院对护理人力资源的高度重视,近十年来,我省护士数量迅速增加,据初步统计,目前二、三级医院参加工作 3 年以内的年轻护士约占护士总数的 30％以上。因此,护理"三基"的临床培训任务依然繁重。同时,护理"三基"培训教材也要进一步适应责任制整体护理的要求和护理学科技术的发展,及时更新完善。

鉴于此,我厅委托省护理学会在前一版的基础上,组织力量重新编写了《实用临床护理"三基"》系列丛书,将分应知应会、临床护理、专科护理三部分陆续出版。这套丛书,体现了三个基本特点:一是突出针对性,即符合不同层次护理人员的学习和工作需求;二是突出融合性,即把通常在教材中分门别类叙述的护理和诸多护理相关学科的内容以护理理念和方法为主线加以融合,更便于理解和掌握;三是突出实用性,即使培训内容尽可能贴近护理工作实际,有利于广大护理人员在学中干,在干中学。希望本书的出版和使用,能对护理队伍综合素质的提高,对优质护理服务长效机制的建立,对我省"十二五"期间护理事业的健康快速发展发挥积极的作用。

《实用临床护理"三基"》的编撰出版,倾注了编写人员的大量心血,也得到了各有关医院的大力支持,在此一并表示衷心感谢。同时也恳请广大护理界同仁和其他读者对本书提出宝贵意见,使其更臻完善。

江苏省卫生厅　黄祖瑚

2012 年 1 月

前　　言

　　2012年是卫生部在全国卫生系统启动"优质护理服务"的第二年,继续要求各级卫生行政部门和医院紧紧围绕"改革护理模式、履行护理职责、提供优质护理、提高护理水平"的工作宗旨,扎实推进优质护理。

　　如何建立优质护理服务健康发展的长效机制,提高护理质量,提升服务能力,抓好临床护理培训仍然是重要的途径和手段。

　　2004年,我们组织编写了《实用临床护理"三基"》系列丛书,包括理论篇、操作篇、习题篇,其内容在科学性、先进性、实用性上得到了全省广大护理人员的认可与好评,并对各级医疗机构"三基"培训与考核起到了较好的指导与参考作用。

　　今天,护理学已成为一级学科,随着临床各领域的迅速发展,临床技术的不断更新,我们策划重新编写《实用临床护理"三基"》系列丛书,其编写的宗旨与指导思想除注重科学性、先进性与实用性,更体现如下几个特点:

　　一、知识分层、人员分级:本系列用书将分为应知应会、临床护理与专科护理三部分,相对应的读者对象分别为从事临床工作3~5年、5~15年和15年以上的临床护士。针对不同阶段的阅读对象,在知识结构上进行设置与调整,符合临床护士的不同需求,更符合教育培训的规律。

　　二、基础人文、贯穿融合:本书将人文学科(包括心理学、伦理学、康复医学以及医学基础)内容贯穿融合在各章节中,不再单列。其目的在于引导护士以护理理念与方法为主线,将其他学科的知识更自如有效地运用于护理之中,而不是将各学科机械地分隔开来。

　　三、简化要点、短小精悍:书中各知识点通过问题的形式列出,在答案上更强调实用性,因此各题简明扼要,突出要点,易于记忆,便于指导,体现了护理学科的应用性与实践性。

学习和掌握"三基"是临床护士为患者服务的基本功,是职业的需要、专业的需要。我们编写该书更重要的是引导大家学习、参考,而不是死记硬背条条框框、应付考核。我们更希望将知识与技能有机结合,灵活应用,体现专业的内涵,体现在实实在在为患者提供的护理措施与服务之中。

该书在江苏省卫生厅医政处的直接领导与指导下完成,得到各级领导、护理前辈的悉习指教,编写人员付出了辛勤的劳动。

由于编者水平的局限,书中一定存在不足,恳望临床广大护理人员批评指正。

江苏省护理学会
2012 年 1 月

目　　录

第一章　基础护理 …………………………………………… （1）

第二章　急诊科 ……………………………………………… (16)

第三章　内科 ………………………………………………… (20)

　　一、循环系统 …………………………………………… (20)

　　二、呼吸系统 …………………………………………… (23)

　　三、消化系统 …………………………………………… (25)

　　四、泌尿系统 …………………………………………… (27)

　　五、内分泌与代谢性疾病系统 ………………………… (29)

　　六、风湿系统 …………………………………………… (31)

　　七、血液系统 …………………………………………… (32)

　　八、神经系统 …………………………………………… (34)

第四章　外科 ………………………………………………… (37)

　　一、总论 ………………………………………………… (37)

　　二、普通外科 …………………………………………… (40)

　　三、神经外科 …………………………………………… (44)

　　四、心胸外科 …………………………………………… (46)

　　五、泌尿外科 …………………………………………… (49)

　　六、骨科 ………………………………………………… (51)

第五章　妇产科 ……………………………………………… (54)

　　一、产科 ………………………………………………… (54)

　　二、妇科 ………………………………………………… (64)

第六章　儿科 ………………………………………………… (73)

第七章　危重症科 …………………………………………… (78)

第八章　肿瘤科 ……………………………………………… (85)

参考文献 ……………………………………………………… (90)

第一章　基础护理

1. 护理程序包括哪几个步骤？

护理程序包括评估、诊断、计划、实施和评价五个步骤。

2. 资料收集的方法有哪些？

① 观察；② 交谈；③ 体格检查；④ 查阅相关资料。

3. 病室适宜的温度、湿度应保持在多少？

（1）病室温度一般保持在 18～22℃为宜。新生儿及老年患者，室温保持在 22～24℃为宜。

（2）病室湿度一般保持在 50％～60％为宜。

4. 常用卧位有哪几种？各适用于哪些患者？

（1）去枕仰卧位：适用于昏迷或全麻未清醒的患者；椎管内麻醉或脊髓腔穿刺后的患者。

（2）中凹卧位：适用于休克患者。

（3）屈膝仰卧位：适用于腹部检查或接受导尿、会阴冲洗的患者。

（4）侧卧位：适用于灌肠、肛门检查及配合胃镜、肠镜检查的患者；臀部肌内注射的患者。

（5）半坐卧位：适用于心肺疾病所引起呼吸困难的患者；胸、腹、盆腔手术后或有炎症的患者；某些面部及颈部手术后的患者；恢复期体质虚弱的患者。

（6）端坐位：适用于心力衰竭、心包积液、支气管哮喘发作的患者。

（7）俯卧位：适用于腰背部检查或配合胰、胆管造影检查时的患者；脊椎手术后或腰、背、臀部有伤口，不能平卧或侧卧的患者；胃肠胀气导致腹痛的患者。

（8）头低足高位：适用于肺部分泌物引流的患者；行十二指肠

引流术的患者；妊娠时胎膜早破的患者；跟骨或胫骨结节牵引的患者。

（9）头高足低位：适用于颈椎骨折作颅骨牵引的患者；颅脑手术后的患者。

（10）膝胸卧位：适用于肛门、直肠、乙状结肠镜检查及治疗的患者；需矫正胎位不正或子宫后倾的患者；促进产后子宫复原。

（11）截石位：适用于会阴、肛门部位检查、治疗或手术的患者，产妇分娩。

5. 特殊患者更换卧位时有哪些注意事项？

（1）对有各种导管或输液装置者，应先将导管安置妥当，翻身后仔细检查，保持导管通畅。

（2）颈椎或颅骨牵引者，翻身时不可放松牵引，并使头、颈、躯干保持在同一水平位翻动；翻身后注意牵引方向、位置以及牵引力是否正确。

（3）颅脑手术者，应该取健侧卧位或平卧位，在翻身时要注意头部不可剧烈翻动，以免引起脑疝，压迫脑干，导致患者突然死亡。

（4）石膏固定者，应该注意翻身后患处位置及局部肢体的血运情况，防止受压。

（5）一般手术者，翻身时应该先检查敷料是否干燥、有无脱落，如分泌物浸湿敷料，应先更换敷料并固定妥当后再行翻身，翻身后注意伤口不可受压。

6. 约束具使用时有哪些注意事项？

保护带的
应用

（1）严格掌握应用指征，注意维护患者自尊。

（2）向患者及家属说明使用约束具的目的、操作要点及注意事项，以取得理解和配合。

（3）约束具只能短期使用，并定时松解，协助患者经常更换体位。

（4）使用时肢体处于功能位置；约束带下需垫衬垫，松紧适宜；密切观察约束部位的皮肤颜色，必要时进行局部按摩，促进血液循环。

（5）记录使用约束具的原因、时间、观察结果、护理措施及解除约束的时间。

7. 疼痛的评估内容有哪些?

① 疼痛的部位;② 疼痛的时间;③ 疼痛的性质;④ 疼痛的程度;⑤ 疼痛的表达方式;⑥ 影响疼痛的因素;⑦ 疼痛对患者的影响,有无伴随症状等。

8. 常用的疼痛评估工具有哪些?

① 数字式评定法;② 文字描述式评定法;③ 视觉模拟评定法;④ 面部表情测量图。

9. 如何应用 0～5 文字描述法评估疼痛?

0 级　　无疼痛。

1 级　　轻度疼痛:可忍受,能正常生活睡眠。

2 级　　中度疼痛:轻度干扰睡眠,需用止痛药。

3 级　　重度疼痛:干扰睡眠,需用麻醉止痛药。

4 级　　剧烈疼痛:干扰睡眠较重,伴有其他症状。

5 级　　无法忍受:严重干扰睡眠,伴有其他症状或被动体位。

10. 压疮分为哪几期? 简述其发生的原因。

依据其严重程度和侵害深度,可以分为四期:① 淤血红润期;② 炎性浸润期;③ 浅度溃疡期;④ 坏死溃疡期。

发生原因:

（1）局部长期受压力、摩擦力或剪切力的作用。

（2）局部经常受潮湿或排泄物刺激。

（3）石膏绷带和夹板使用不当。

（4）全身营养不良或水肿。

11. 简述机体活动能力的分度。

0 度:完全能独立,可自由活动。

1 度:需要使用设备或器械(如拐杖、轮椅)。

2 度:需要他人的帮助、监护和教育。

3 度:既需要有人帮助,也需要设备和器械。

4 度:完全不能独立,不能参加活动。

12. 简述肌力的分级。

0 级:完全瘫痪,肌力完全丧失。

1 级:可见肌肉轻微收缩但无肢体运动。

2 级:可移动位置但不能抬起。

3 级:肢体能抬离但不能对抗阻力。

4 级:能做对抗阻力的运动,但肌力减弱。

5 级:肌力正常。

13. 如何为脉搏短绌的患者测量脉率?

为脉搏短绌患者测量脉率,应由两人同时测量,一人听心率,另一人测脉率,两人同时开始,由听心率者发出"起""停"口令,计时 1 分钟。

14. 测量血压的注意事项有哪些?

(1)定期检测、校对血压计。

(2)对需密切观察血压者,应做到四定,即定时间、定部位、定体位、定血压计。

(3)发现血压听不清或异常,应重测。

(4)注意测压装置(血压计、听诊器)、测量者、受检者、测量环境等因素引起血压测量的误差,以保证测量血压的准确性。

15. 测量血压时袖带缠得过松和过紧对血压有何影响?

(1)袖带缠得过松,可使气袋呈气球状,有效的测量面积变窄,测得的血压值偏高。

(2)袖带缠得过紧,可使血管在未注气前已受压,测得的血压值偏低。

16. 何谓潮式呼吸?

潮式呼吸是指呼吸由浅慢到深快,然后再由深快到浅慢,经过一段时间的呼吸暂停(5～30 秒),又重复以上的周期性呼吸,周而复始似潮水起伏。

17. 冷疗的禁忌部位有哪些？为什么？

（1）枕后、耳廓、阴囊处：以防冻伤。

（2）心前区：以防引起反射性心率减慢、心房纤颤或房室传导阻滞。

（3）腹部：以防腹泻。

（4）足底：以防反射性末梢血管收缩而影响散热或引起一过性冠状动脉收缩。

18. 热疗的禁忌证有哪些？

（1）未明确诊断的急性腹痛。

（2）面部危险三角区的感染。

（3）各种脏器出血。

（4）软组织损伤或扭伤的初期（48 h 内）。

（5）皮肤湿疹。

（6）急性炎症反应，如牙龈炎、中耳炎、结膜炎。

（7）金属移植物部位。

（8）恶性病变部位。

19. 鼻饲前应评估的内容有哪些？

（1）胃管是否在胃内且通畅，确定胃管在胃内后方可注入。

（2）有无胃潴留的现象，若抽出的胃内容物＞100 ml，则暂停鼻饲。

20. 正常人 24 h 尿量是多少？何谓多尿、少尿、无尿？

正常人 24 h 尿量约 1 000～2 000 ml，平均 1 500 ml。

多尿：指 24 h 尿量经常超过 2 500 ml。

少尿：指 24 h 尿量少于 400 ml 或每小时尿量少于 17 ml。

无尿：也称尿闭，指 24 h 尿量少于 100 ml 或 12 h 内无尿。

21. 简述 24 h 尿标本的采集方法。

（1）晨 7 点排空膀胱，此后的尿液全部收集于一个大的清洁容器内（如干净的痰盂），至次日晨 7 点，将最后一次尿液排入容器内，测量总量并记于化验单上。

（2）将全部标本混合均匀，从中取出 20 ml 左右的标本，放在洁净干燥的容器内尽快送检。

（3）某些特殊化验，需视具体情况添加防腐剂。

22. 临床上常见的病理性尿色变化有哪些？

（1）血尿：颜色的深浅与尿液中所含红细胞量的多少有关，含红细胞量多时呈洗肉水色。

（2）血红蛋白尿：大量红细胞在血管内破坏，呈浓茶色、酱油样色。

（3）胆红素尿：尿呈深黄色或黄褐色，振荡尿液后泡沫也呈黄色。

（4）乳糜尿：尿液中含有淋巴液，呈乳白色。

（5）脓尿：尿液中含有脓液，呈白色絮状浑浊并可见到所含脓丝。

23. 急性尿潴留的护理措施有哪些？

（1）解除原因。

（2）促进排尿：对于术后尿潴留病人给予诱导排尿，必要时在无菌操作下导尿，并做好尿管和尿道口的护理。对行耻骨上膀胱穿刺或行耻骨上膀胱造瘘术者，做好膀胱造瘘管的护理并保持通畅。

（3）避免膀胱出血：一次放尿量不可超过 1 000 ml，以免引起膀胱出血。

24. 尿失禁患者的皮肤护理要点有哪些？

（1）保持床单清洁、平整、干燥。

（2）及时清洁会阴部皮肤，保持清洁干爽，必要时涂皮肤保护剂。

（3）根据病情采取相应的保护措施，男性患者可采用尿套，女性患者可采用尿垫、集尿器或留置尿管。

25. 给药时应遵循哪些原则？

（1）按医嘱要求准确给药：严格执行医嘱，对有疑问的医嘱，应了解清楚后方可给药,避免盲目执行。

(2)严格执行"三查七对"制度。

(3)安全正确给药:合理掌握给药时间、方法,药物备好后及时分发使用。给药前解释并给予用药指导。对易发生过敏反应的药物,使用前了解过敏史。

(4)观察用药反应:药物疗效、不良反应、病人病情变化、对药物的依赖性、情绪反应等。

26. 口服给药时,注意事项有哪些?

(1)需吞服的药物通常用 40～60℃温开水服下,不要用茶水服药。

(2)对牙齿有腐蚀作用的药物,如酸类和铁剂,应用吸管吸服后漱口以保护牙齿。

(3)缓释片、肠溶片、胶囊吞服时不可嚼碎。

(4)舌下含片应放于舌下或两颊黏膜与牙齿之间待其溶化。

(5)抗生素及磺胺类药物应准时服药,以保证有效的血药浓度。

(6)服用对呼吸道黏膜起安抚作用的药物后不宜立即饮水。

(7)某些磺胺类药物经肾脏排出,尿少时易析出结晶堵塞肾小管,服药后要多饮水。

(8)一般情况下,健胃药宜在饭前服,助消化药及对胃黏膜有刺激的药物宜在饭后服,催眠药在睡前服。

27. 口服铁剂治疗的注意事项有哪些?

(1)为减少胃肠道反应,可在饭后或餐中服用,从小剂量开始,逐渐加至足量。

(2)液体铁剂可使牙齿染黑,可用吸管或滴管服之。

(3)铁剂可与维生素 C、果汁等同服,以利于吸收;忌与抑制铁吸收的食物同服。

(4)服用铁剂后,大便变黑或呈柏油样,停药后恢复,应向患者说明原因,消除顾虑。

（5）按剂量、疗程服药,定期复查相关实验室检查。

28. 常用的口腔护理溶液有哪几种？ 各有何作用？

名　称	作　用
生理盐水	清洁口腔,预防感染
1%～3%过氧化氢溶液	防腐、防臭,适用于口腔感染有溃烂、坏死组织者
1%～4%碳酸氢钠溶液	碱性溶液,适用于真菌感染
0.02%洗必泰溶液	清洁口腔,广谱抗菌
0.02%呋喃西林溶液	清洁口腔,广谱抗菌
0.1%醋酸溶液	适用于绿脓杆菌感染
2%～3%硼酸溶液	酸性防腐剂,抑菌
0.08%甲硝唑溶液	适用于厌氧菌感染

29. 氧疗分为哪几种类型？ 各适用于哪类患者？

（1）低浓度氧疗:吸氧浓度<40%。适用于低氧血症伴二氧化碳潴留的患者,如慢性阻塞性肺疾病等。

（2）中等浓度氧疗:吸氧浓度为40%～60%。适用于有明显通气/灌流比例失调或显著弥散障碍的患者,如肺水肿、心肌梗死、休克等。

（3）高浓度氧疗:吸氧浓度>60%以上。适用于单纯缺氧而无二氧化碳潴留的患者,如成人呼吸窘迫综合征、心肺复苏后的生命支持阶段。

（4）高压氧疗:指在特殊的加压舱内,以2～3 kg/cm² 的压力给予100%的氧吸入,如一氧化碳中毒、气性坏疽等。

30. 简述氧疗的注意事项。

（1）重视病因。

（2）保持呼吸道通畅。

（3）选择合适的氧疗方式。

（4）注意湿化和加温。

（5）定时更换和清洁消毒，防止污染和导管堵塞。

（6）氧疗效果评价。

（7）防止爆炸与火灾。

31. 氧气浓度与氧流量如何进行换算？

氧气浓度（％）＝21＋4×氧流量（L/min）

32. 氧气雾化吸入的注意事项有哪些？

（1）正确使用供氧装置，注意用氧安全，氧气湿化瓶内勿盛水，以免药液被稀释影响疗效。

氧气吸入

（2）雾化时指导患者用嘴深长吸气后屏气1～2秒，用鼻呼气，氧气流量6～8 L/min。

（3）注意观察患者痰液排出情况，雾化后协助患者清洁口腔。

33. 青霉素过敏性休克的临床表现有哪些？

（1）呼吸道阻塞症状：表现为胸闷、气促伴濒死感。

（2）循环衰竭症状：表现为面色苍白、冷汗、发绀、脉细弱、血压下降、烦躁不安等。

（3）中枢神经系统症状：表现为头晕眼花、面部及四肢麻木、意识丧失、抽搐、大小便失禁等。

（4）其他过敏反应表现：可有荨麻疹、恶心、呕吐、腹痛与腹泻等。

34. 简述青霉素过敏性休克的急救护理措施。

（1）立即停药，使患者就地平卧。

（2）立即皮下注射0.1％盐酸肾上腺素0.5～1 ml，患者酌减。如症状不缓解，可每隔30 min皮下或静脉注射该药0.5 ml。

（3）氧气吸入。当呼吸受抑制时，应立即进行口对口人工呼吸，并肌内注射呼吸兴奋剂。喉头水肿影响呼吸时，应立即准备气管插管或配合施行气管切开。

（4）抗过敏。

（5）纠正酸中毒和遵医嘱给予抗组胺类药物。

（6）如发生心搏骤停,立即行心肺复苏。

（7）密切观察生命体征、尿量及其他病情变化,注意保暖,并做好病情动态记录。患者未脱离危险期前不宜搬动。

35. 静脉穿刺工具如何分类?

根据导管置入的血管类型可分为:外周静脉导管、中心静脉导管。

根据导管的长度可分为:短导管、中等长度导管、长导管。

36. 静脉留置导管如何进行冲管及封管?

（1）冲管方法:冲管液通常为生理盐水,采用脉冲式冲洗方法。外周留置针可使用 5 ml 注射器进行冲管;PICC 导管应用 10 ml 以上的注射器进行冲管。冲管液的最小量应为导管和附加装置容量的 2 倍。

（2）封管方法:① 钢针方法:将针尖留在肝素帽内少许,脉冲式推注封管液剩 0.5～1 ml 时,一边推封管液,一边拔针头(推液速度大于拔针速度),确保留置导管内充满封管液,使导管内无药液或血液。② 无针接头方法:冲管后拔除注射器前将小夹子尽量靠近穿刺点,夹毕小夹子拔除注射器。

37. 常见输液反应的临床表现有哪些?

（1）发热反应:多发生于输液后数分钟至 1 小时。表现为发冷、寒战、发热。轻者体温在 38℃ 左右,停止输液后数小时内可自行恢复正常;严重者初起寒战,继之高热,体温可达 40℃ 以上,并伴有头痛、恶心、呕吐、脉速等全身症状。

（2）急性肺水肿:患者突然出现呼吸困难、胸闷、咳嗽、咳粉红色泡沫样痰,严重时痰液可从口、鼻腔涌出。听诊肺部布满湿啰音,心率快且节律不齐。

（3）静脉炎:沿静脉走向出现条索状红线,局部组织发红、肿胀、灼热、疼痛,有时伴有畏寒、发热等全身症状。

（4）空气栓塞:患者感到胸部异常不适或有胸骨后疼痛,随即发生呼吸困难和严重的发绀,并伴有濒死感。听诊心前区可闻及响亮的、持续的"水泡音"。

38. 简述输液中发生急性肺水肿的原因及处理措施。

原因：

（1）输液速度过快，短时间内输入过多液体，使循环血容量急剧增加，心脏负荷过重引起。

（2）患者原有心肺功能不良。

处理措施：

（1）立即停止输液并通知医生，进行紧急处理。如病情允许可使患者端坐，双腿下垂，以减少下肢静脉回流，减轻心脏负担。

（2）给予高流量氧气吸入，一般氧流量为 6～8 L/min，同时湿化瓶内加入 20％～30％的乙醇溶液。

（3）遵医嘱给予镇静、平喘、强心、利尿和扩血管药物。

（4）必要时进行四肢轮扎。用橡胶止血带或血压计袖带适当加压以阻断静脉血流，每 5～10 min 轮流放松一个肢体上的止血带，可有效减少静脉回心血量。症状缓解后，逐渐解除止血带。

39. 输液中发生空气栓塞时患者应采取何种体位？为什么？

输液中发生空气栓塞时应将患者置于左侧卧位，并保持头低足高位。该体位有利于气体浮向右心室尖部，避开肺动脉入口，随着心脏舒缩，将空气混成泡沫，分次少量进入肺动脉内，逐渐被吸收。

40. 甘露醇使用中的注意事项有哪些？

（1）严禁作肌内或皮下注射，避免药物外漏引起皮下水肿或组织坏死。

（2）不能与其他药物混合静滴。

（3）静脉滴注时，宜用大号针头，250 ml 液体应在 20～30 min内静滴完毕。

（4）在应用脱水剂的过程中，应密切观察出入量、血压、脉搏、呼吸，做好记录。

（5）可使血容量迅速增加，心功能不全及急性肺水肿患者禁用。

41. 根据红细胞膜上抗原的种类,血型分为哪几种?

(1)A 型:红细胞膜上只有 A 抗原者。

(2)B 型:红细胞膜上只有 B 抗原者。

(3)AB 型:红细胞膜上有 A、B 两种抗原者。

(4)O 型:红细胞膜上既无 A 抗原,也无 B 抗原者。

42. 成分输血的注意事项有哪些?

(1)某些成分血,如白细胞、血小板等(红细胞除外),存活期短,以新鲜血为宜,必须在 24 h 内输入体内(从采血开始计时)。

(2)除血浆和白蛋白制剂外,其他各种成分血在输入前均需进行交叉配血试验。

(3)输血前根据医嘱给予抗过敏药物。

(4)如患者在输成分血的同时,还需输全血,则应先输成分血,后输全血,以保证成分血能发挥最好的效果。

43. 常见的输血反应有哪些?

① 发热反应;② 过敏反应;③ 溶血反应;④ 大量输血反应;⑤ 细菌污染反应;⑥ 疾病感染等。

44. 输血中发生过敏反应如何处理?

(1)轻度过敏反应,减慢输血速度,给予抗过敏药物。

(2)中、重度过敏反应,应立即停止输血,皮下注射 0.1% 肾上腺素 0.5～1 ml,静脉注射地塞米松等抗过敏药物。

(3)呼吸困难者给予氧气吸入,严重喉头水肿行气管切开。

(4)循环衰竭者给予抗休克治疗。

45. 输血中发生溶血反应的原因有哪些? 如何处理?

原因:

(1)输入了异型血。

(2)输入了变质血。

(3)Rh 因子所致溶血。

处理措施：

（1）立即停止输血，并通知医生。

（2）给予氧气吸入，建立静脉通道，遵医嘱给予升压药或其他药物治疗。

（3）将余血、患者血标本和尿标本送化验室进行检验。

（4）双侧腰部封闭，并用热水袋热敷双侧肾区，解除肾小管痉挛，保护肾脏。

（5）碱化尿液：静脉注射碳酸氢钠溶液。

（6）严密观察生命体征和尿量，插入导尿管，检测每小时尿量，做好记录。

（7）若出现休克症状，应进行抗休克治疗。

（8）心理护理：安慰患者，消除其紧张、恐惧心理。

46. 病情观察主要包括哪些内容？

（1）一般情况的观察：发育与体型、饮食与营养状态、面容与表情、体位、姿势与步态、皮肤与黏膜等。

（2）生命体征的观察。

（3）意识状态的观察。

（4）瞳孔的观察。

（5）心理状态的观察。

（6）特殊检查或药物治疗的观察。

体温脉搏
呼吸测量

（7）分泌物、排泄物及呕吐物的观察。

47. 如何判断不同程度的意识障碍？

（1）嗜睡：最轻程度的意识障碍。患者处于持续睡眠状态，但能被言语或轻度刺激唤醒，醒后能正确、简单而缓慢地回答问题，但反应迟钝，停止刺激后又很快入睡。

（2）意识模糊：其程度较嗜睡深。表现为定向力障碍，思维和语言不连贯，可有错觉、幻觉、躁动不安、谵语或精神错乱。

（3）昏睡：患者处于熟睡状态，不易唤醒。但能被压迫眶上神经、摇动身体等强刺激唤醒，醒后答话含糊或答非所问，停止刺激后又进入熟睡状态。

（4）浅昏迷：意识大部分丧失，无自主活动，对光、声刺激无反应，对疼痛刺激可有痛苦的表情或肢体退缩等防御反应。

（5）深昏迷：意识完全丧失，对各种刺激均无反应。

48. 如何判断瞳孔大小？

自然光线下，瞳孔直径为 2～5 mm，平均为 3～4 mm。

病理情况下，瞳孔直径小于 2 mm 为瞳孔缩小，小于 1 mm 为针尖样瞳孔。瞳孔直径大于 5 mm 为瞳孔散大。

49. 下肢深静脉血栓形成的临床表现有哪些？如何预防？

临床表现：

（1）患肢肿胀，伴皮温升高。

（2）局部剧痛或压痛。

（3）Homans 征阳性，作踝关节过度背屈试验可致小腿剧痛。

（4）浅静脉扩张。

预防措施：

（1）适当运动，促进静脉回流。长期卧床和制动患者，加强床上运动；术后患者早期下床活动；血液处于高凝状态者，可预防性应用抗凝药物。

（2）保护静脉：长期输液者，应尽量保护静脉，避免在同一部位反复穿刺。尽量避免在下肢静脉输液。

（3）戒烟。

（4）进食低脂、高纤维饮食，保持大便通畅。

50. 护理文件记录应遵循哪些基本原则？

（1）及时：护理记录必须及时，不得拖延或提早，更不能漏记、错记，以保证记录的时效性。如因抢救未能及时记录的，应当在抢救结束后 6 h 内据实补记，并注明抢救完成时间和补记时间。

（2）准确：内容真实、无误，记录的时间应为实际给药、治疗、护理的时间。

（3）完整：眉栏、页码须填写完整。记录连续，不留空白。每项记录后签全名。

（4）简要：重点突出、简洁、流畅，使用医学术语和公认的缩写。

（5）清晰：按要求分别使用红、蓝笔书写，字迹清楚，字体端正，保持整洁，不得涂改、剪贴和滥用简化字。

第二章　急　诊　科

1. 护理人员如何对成批伤员进行快速分诊？

常用颜色分诊法，一般分红、黄、绿、黑4种等级。

（1）第一优先（红色标志）：伤员有生命危险，需立即处理。

（2）第二优先（黄色标志）：伤员可能有生命危险，需尽早处理。

（3）第三优先（绿色标志）：伤员有轻微的损伤，能行走。

（4）第四优先（黑色标志）：伤员已死亡。

2. 心脏骤停的临床表现是什么？

（1）意识突然丧失或伴有短暂抽搐。

（2）大动脉搏动消失。

（3）呼吸呈叹息样或断断续续，常发生在心脏骤停后的30秒内，随后即呼吸停止。

（4）心音消失。

（5）瞳孔散大。

（6）皮肤灰白、发绀。

3. 抢救心脏骤停者的生存链包括哪些？

（1）立即识别心脏骤停并启动急救系统。

（2）尽早进行心肺复苏，着重胸外按压。

（3）快速除颤。

（4）有效的高级生命支持。

（5）综合的心脏骤停后治疗。

4. 实施高质量的心肺复苏应包括哪几点？

（1）按压速率至少为100次/分。

（2）成人按压幅度至少为5 cm；儿童和婴儿的按压幅度至少为胸部前后径的1/3（儿童大约为5 cm，婴儿大约为4 cm）。

（3）保证每次按压后胸部回弹。

（4）尽可能减少胸外按压的中断（＜10秒）。

（5）避免过度通气。

5. 电除颤的适应证、模式和能量选择分别是什么？

适应证：室颤和无脉性室性心动过速。

模式选择：非同步模式。

成人心肺复苏

非同步电除颤

能量选择：双相波除颤仪可选择能量为 120～200 J，不明确时选择 200 J 的默认能量；单相波除颤仪首次及随后均选择 360 J。儿童除颤时，初始除颤能量选择 2～4 J/kg，后续除颤能量≥4 J/kg，但不超过 10 J/kg 或成人最大剂量。

6. 复苏时常用的药物及给药途径有哪些？

常用的药物：① 血管加压剂，常用肾上腺素、血管加压素和阿托品；② 抗心律失常剂，如胺碘酮、利多卡因和硫酸镁；③ 碳酸氢钠。

给药途径：① 外周静脉途径；② 骨髓腔途径；③ 气管导管途径；④ 中心静脉途径。

7. 急性心肌梗死患者在急诊常规实施的 4 项处理是什么？

（1）给氧，如果氧合血红蛋白饱和度＞94％，则无需为没有呼吸窘迫症状的患者补充氧气。

（2）硝酸甘油舌下含服、喷雾或静脉滴注。

（3）阿司匹林 300 mg 嚼服。

（4）吗啡静注，可镇静止痛，对于发生不稳定型心绞痛的患者，应谨慎给予吗啡。

8. 如何对急诊创伤患者进行初始评估？

初始评估遵循 ABCDE 原则。A：固定颈椎及维持呼吸道通畅；B：维持呼吸及换气功能；C：维持循环及控制出血；D：意识；E：暴露身体检查及控制环境（避免低温）。

9. 如何实施多发伤的急救护理？

多发伤的急救和护理应遵循"先救命，后治伤"的原则，实施

VIPCO 程序。V:保持呼吸道通畅和充分给氧;I:输液、输血,扩充血容量及细胞外液;P:对心泵功能的监测,尽早发现和处理心源性休克;C:控制出血;O:急诊手术治疗。

10. 简述电击伤的急救护理措施。

(1) 立即脱离电源。

(2) 如心跳呼吸停止,立即心肺复苏。

(3) 心电监护,及时发现心律失常和高钾血症。

(4) 局部治疗,创面严格消毒、包扎。

(5) 预防感染,纠正水、电解质失衡,防治并发症。

11. 重症中暑患者的紧急降温护理措施是什么?

重症中暑患者的紧急降温主张物理降温与药物降温联合进行,通常应在 1 h 内使直肠温度降至 38℃ 左右。

(1) 物理降温措施包括:① 控制室温在 22~25℃。② 头部冰枕、冰帽降温。③ 全身降温:冰袋、冰毯、4℃ 生理盐水灌肠、酒精擦浴、静脉输入 4℃ 液体。

(2) 药物降温包括:① 人工冬眠治疗;② 口服解热剂或使用消炎痛栓;③ 静脉滴注氢化可的松或地塞米松。

12. 急性中毒的急救原则是什么?

(1) 立即终止毒物的接触和吸收。

(2) 清除尚未吸收的毒物。

(3) 促进已吸收毒物排出。

(4) 特异性解毒剂的应用。

(5) 对症治疗。

13. 治疗有机磷农药中毒患者时如何判断已达到阿托品化?

病人表现为:

(1) 瞳孔扩大且不再缩小。

(2) 口干,皮肤黏膜干燥。

(3) 颜面潮红。

(4) 心率增快,但≤120 次/分。

（5）肺部啰音减少或消失。

14. 解除成人气道异物梗阻的方法有哪些？

（1）自救法：自主咳嗽、自行腹部冲击法。

（2）膈下腹部冲击法。

（3）胸部冲击法。

（4）病人昏迷或转为昏迷时启动急救系统并开始 CPR。

15. 气管插管的途径及置入深度？

气管插管的途径有：经口气管插管和经鼻气管插管。

气管插管的深度为：① 经口气管插管：导管尖端至门齿的距离，通常成人为 22 cm±2 cm；② 经鼻气管插管：导管尖端至鼻尖的距离，通常成人为 27 cm±2 cm。

第三章　内　　科

一、循环系统

1. 心力衰竭的诱发因素有哪些？

（1）感染，以呼吸道感染最常见。

（2）心律失常。

（3）生理或心理压力过大，如劳累过度、情绪激动等。

（4）妊娠和分娩。

（5）血容量增加，如钠盐摄入过多，输液或输血过快、过多。

（6）其他：治疗不当，风湿性心脏瓣膜病出现风湿活动，合并甲状腺功能亢进或贫血等。

2. 如何根据患者自觉活动能力判断心功能？

（1）心功能Ⅰ级：患有心脏病，但平时一般活动不引起疲乏、心悸、呼吸困难、心绞痛等症状。

（2）心功能Ⅱ级：体力活动轻度受限。休息时无自觉症状，但平时一般活动可出现上述症状，休息后很快缓解。

（3）心功能Ⅲ级：体力活动明显受限。休息时无症状，低于平时一般活动量时即可引起上述症状，休息较长时间后症状方可缓解。

（4）心功能Ⅳ级：不能从事任何体力活动。休息时亦有心力衰竭的症状，体力活动后加重。

3. 简述高血压的诊断和分级标准。

高血压的诊断标准：在未服用降压药的情况下，收缩压≥140 mmHg 和（或）舒张压≥90 mmHg。

根据血压升高的水平，高血压可分为 1、2、3 级。

① 高血压 1 级:收缩压 140～159 mmHg 和(或)舒张压 90～99 mmHg;

② 高血压 2 级:收缩压 160～179 mmHg 和(或)舒张压 100～109 mmHg;

③ 高血压 3 级:收缩压≥180 mmHg 和(或)舒张压≥110 mmHg。

4. 高血压患者日常生活中应注意哪些问题?

(1) 控制体重。

(2) 限制钠盐摄入,<6 g/d,限制高钠食物。

(3) 补充钙和钾盐。

(4) 减少脂肪摄入。

(5) 戒烟、限酒。

(6) 适当运动。

5. 简述典型心绞痛患者发作性胸痛的特点。

(1) 疼痛主要位于胸骨体上段或中段之后,可波及心前区,常放射至左肩、左臂内侧、无名指和小指。

(2) 常为压榨、发闷、紧缩样疼痛。

(3) 诱因:体力劳动、情绪激动、饱餐、寒冷、吸烟、心动过速、用力排便等。

(4) 一般持续 3～5 min。

(5) 休息或含服硝酸甘油可以缓解。

6. 简述心绞痛患者胸痛发作时的护理要点。

(1) 立即停止活动,卧床休息。

(2) 给予中等流量氧气吸入。

(3) 向医生汇报,遵医嘱给予硝酸甘油等药物。

(4) 安慰患者,解除紧张焦虑心理。

(5) 观察疼痛特征,必要时描记心电图、心电监护、抽血查心肌标记物,警惕急性心肌梗死。

7. 简述华法林抗凝治疗期间的护理要点。

(1) 严格按医嘱用药,一般每晚服用 1 次。

(2) 富含维生素的食物(如深色蔬菜、蛋黄、猪肝等)将影响华法林的作用,应保持摄入量相对平衡。

(3) 尽量避免应用增强或减弱抗凝作用的药物,如阿司匹林等。

(4) 定期抽血监测国际标准化比值(INR)。

(5) 自我观察有无出血副作用,如皮下瘀斑瘀点、血尿、便血等,出现异常及时就诊。

8. 高血压患者预防直立性低血压的措施有哪些?

(1) 告诉患者直立性低血压的表现为头晕、乏力、心悸、出汗、恶心、呕吐等,在联合用药、服首剂药物或加量时应特别注意。

(2) 指导患者预防直立性低血压的方法:避免长时间站立;改变姿势,特别是从卧、坐位起立时动作宜缓慢;服药时间可选在平静休息时,服药后继续休息一段时间再下床活动;避免用过热的水洗澡或蒸汽浴;不宜大量饮酒。

(3) 指导患者在直立性低血压发生时应采取头低足高位平卧,可抬高下肢超过头部,以促进下肢血液回流。

9. 简述冠心病患者的二级预防措施。

冠心病的二级预防措施主要包括五个方面:

(1) 指服用阿司匹林等抗血小板聚集的药物和抗心绞痛治疗。

(2) 应用 β 受体阻滞剂和控制血压。

(3) 控制血脂水平和戒烟。

(4) 控制饮食和治疗糖尿病。

(5) 患者及家属教育和体育锻炼。

10. 简述心脏介入术后病人的一般护理措施。

(1) 饮食:给予清淡易消化饮食,避免生冷及产气食物。

(2) 制动:卧床休息,保持穿刺侧肢体制动 6～24 h。

（3）卧床期间做好生活护理与基础护理。

（4）观察伤口及末梢循环状况。

（5）观察体温变化，必要时遵医嘱使用抗生素。

（6）观察有无尿潴留、腰酸、腹胀等负性效应，给予对症处理。

二、呼吸系统

1. 简述采集痰标本的方法。

（1）自然咳痰法：最常用，一般清晨醒后用清水漱口数次，用力咳出深部第一口痰盛于无菌容器中，也可采用生理盐水雾化吸入或口服祛痰剂，以协助排痰。

（2）环甲膜穿刺法。

（3）经纤维支气管镜用防污染法采样。

（4）气管切开病人可直接经气管切开处吸取痰标本。

2. 简述痰液观察的内容。

（1）痰量：每日痰量超过 100 ml 为大量痰，提示肺内有慢性炎症或空腔性化脓性病变。

（2）颜色及性状：正常人偶有少量白色痰或灰白色黏痰；黄脓痰提示化脓性感染；红色或红棕色痰常因含血液或血红蛋白所致，常见于咯血；铁锈色痰多因血红蛋白变性所致，常见于肺炎球菌性肺炎；棕褐色痰见于阿米巴肺脓肿；粉红色泡沫痰提示急性左心衰竭；烂桃样痰见于肺吸虫病；灰黑色痰因吸入大量煤炭粉末或长期吸烟所致。

（3）气味：痰液恶臭提示有厌氧菌感染。

3. 简述体位引流的概念和适应证。

体位引流是利用重力作用使肺、支气管内分泌物排出体外，因而又称为重力引流。适用于支气管扩张、肺脓肿等有大量痰液而排出不畅者。

4. 咯血窒息先兆的护理要点是什么?

(1) 一旦出现窒息先兆征象,应立即取头低脚高俯卧位,面部侧向一边,轻拍背部,迅速排出在气道和口咽部的血块,或直接刺激咽部以咳出血块。

(2) 必要时用吸痰管进行机械吸引,并高浓度氧疗。

(3) 做好气管插管或气管切开的准备工作,以解除呼吸道阻塞。

5. 简述缓解支气管哮喘急性发作的药物。

缓解支气管哮喘急性发作的药物有:β_2 受体激动剂、茶碱类和抗胆碱类药。

6. 简述支气管哮喘定量气雾剂的使用方法。

(1) 打开盖子,摇匀药液。

(2) 深呼气至不能再呼时张口用双唇将咬口包住。

气雾剂使用

(3) 深慢的方式经口吸气,同时以手指按压喷药。

(4) 吸气末屏气 10 秒,然后缓慢呼气。

(5) 如重复使用,需休息 1～3 min 后使用;如药物内含有激素,使用后需漱口。

7. 简述 I 型呼吸衰竭和 II 型呼吸衰竭的给氧原则。

(1) I 型呼吸衰竭可给予高浓度(>35%)吸氧。

(2) II 型呼吸衰竭应给予低浓度(<35%)吸氧。

8. 简述慢性阻塞性肺疾病并有肺动脉高压患者的家庭氧疗。

(1) 患者了解家庭氧疗的目的、必要性及注意事项。

(2) 鼻导管持续低流量吸氧,吸氧流量 1～2 L/min,每天吸氧 15 h 以上。

(3) 注意安全:防火。

(4) 氧疗装置定期清洁、消毒。

9. 简述慢性阻塞性肺疾病患者缩唇呼吸的要点。

缩唇腹式
呼吸

(1) 闭嘴经鼻吸气。

(2) 缩唇(吹口哨样)缓慢呼气。

（3）吸气与呼气时间比 1：2 或 1：3。

（4）呼气流量以能使距口唇 15～20 cm 处并与口唇等高的蜡烛火焰微微倾斜而不熄灭为宜。

10. 简述结素的纯蛋白衍化物实验结果的判断方法。

通常取纯蛋白衍化物（purified protein derivative，PPD）稀释液在前臂掌侧做皮内注射，注射后 48～72 h 测皮肤硬结直径，如硬结直径≤4 mm 为阴性，5～9 mm 为弱阳性，10～19 mm 为阳性，≥20 mm 或局部有水泡和淋巴管炎为强阳性。

三、消化系统

1. 简述肝性脑病的诱发因素。

高蛋白饮食，上消化道出血，快速利尿，大量放腹水，感染，其他如大量输液、便秘、镇静催眠药、低血糖、麻醉和手术等。

2. 减少肝性脑病患者肠内毒物的生成和吸收的措施有哪些？

（1）饮食：开始数天内禁食蛋白质，食物以碳水化合物为主，供给足量的维生素。神志清楚后可逐渐增加蛋白质。

（2）灌肠或导泻：可用生理盐水或弱酸性溶液灌肠，或口服硫酸镁等导泻，以清除肠内积食、积血和其他含氮物。

（3）抑制肠道细菌生长：口服新霉素或甲硝唑等。

3. 简述肝硬化腹水的护理。

（1）体位：卧床休息，抬高下肢，大量腹水者可取半卧位。

（2）避免腹内压骤增：如剧烈咳嗽、打喷嚏、用力排便等。

（3）限制水钠摄入：低盐或无盐饮食，钠限制在每天 500～800 mg，进水量限制在每天 1 000 ml 左右。

（4）用药护理：使用利尿剂时注意维持水、电解质和酸碱平衡。利尿速度不宜过快，以每天体重减轻不超过 0.5 kg 为宜。

（5）病情观察：观察腹水和下肢水肿的消长，准确记录出入量，测量腹围、体重，监测血清电解质和酸碱度的变化。

（6）皮肤护理：保持皮肤清洁，水肿部位交替使用气垫，勤翻身；皮肤瘙痒者可用硼酸水涂擦，剪短病人指甲，防止抓伤；保持床铺的干燥平整，防止擦伤。

（7）腹水量大需要腹腔穿刺放腹水的患者应做好放腹水的护理。

4. 减少胰腺外分泌的措施是什么？

（1）禁食及胃肠减压。

（2）抗胆碱药，如阿托品、山莨菪碱等。

（3）H_2 受体拮抗剂或质子泵抑制剂。

（4）胰升糖素、降钙素和生长抑素。

5. 简述消化道出血病人出血量的估计。

（1）大便隐血实验阳性提示每天出血量大于 5～10 ml。

（2）出现黑便表明出血量在 50～70 ml 以上。

（3）胃内积血量达 250～300 ml 时可引起呕血。

（4）1 次出血量在 400 ml 以下一般不引起全身症状。

（5）出血量超过 400～500 ml 可出现头晕、心悸、乏力等症状。

（6）出血量超过 1 000 ml，临床即出现急性周围循环衰竭的表现，严重者引起失血性休克。

6. 简述消化性溃疡的主要临床表现特点及并发症。

临床特点：多数消化性溃疡有慢性过程、周期性发作和节律性上腹痛的特点。

并发症：出血、穿孔、幽门梗阻、癌变。

7. 简述经内镜逆行胰胆管造影术（ERCP）术后并发症的观察。

（1）急性胰腺炎：行 ERCP 术后出现血清淀粉酶升高，超过正常值 3 倍且伴有急性胰腺炎的临床表现，如腹痛、恶心、呕吐、白细胞数升高等。

（2）出血：分为即时性出血和迟发性出血，即时性出血是

ERCP 术中的出血;迟发性出血是术后 24 h、数天甚至数周发生出血。

（3）穿孔:行 ERCP 的患者如果出现剧烈腹痛、大汗淋漓、面色苍白等症状,应警惕穿孔的可能。

（4）胆道感染:发生感染的患者可表现为高热、血象升高等症状。

四、泌尿系统

1. 简述经皮肾脏穿刺活检术术后护理。

（1）术后常规按压穿刺部位 5 min,穿刺点贴无菌敷料,腹带加压包扎。

（2）协助患者仰卧硬板床,腰部制动 6~8 h,卧床休息 24 h。

（3）密切观察有无腹痛、腰痛,监测生命体征及尿色。

（4）嘱患者多饮水,以免血块堵塞尿路。并留取第一次尿液送检。

（5）必要时应用止血药和抗生素,防止出血和感染。

（6）指导患者 1 个月内避免剧烈运动或负重。

2. 简述优质低蛋白饮食的原则。

（1）慢性肾脏疾病患者肾小球滤过率（GFR）＜50 ml/min 时,应给予优质低蛋白饮食,蛋白质摄入量低于 0.8 g/(kg·d),其中 50%~60% 为富含必需氨基酸的动物蛋白,如牛奶、鸡蛋、瘦肉、鱼肉等。

（2）随 GFR 下降,蛋白质摄入量相应减少。GFR 20~50 ml/min,蛋白质摄入量为 0.6~0.8 g/(kg·d)；GFR＜20 ml/min,蛋白质摄入量为 0.4~0.6 g/(kg·d)。

（3）此外,要注意尽量减少食用植物蛋白如花生、豆类等,米面中的植物蛋白设法去除,如部分采用麦淀粉作为主食。

3. 简述急性肾炎患者的休息与活动指导。

（1）急性期绝对卧床休息,症状比较明显者卧床休息4～6周,待水肿消退、肉眼血尿消失、血压恢复正常后,方可逐渐增加活动量。

（2）病情稳定后从事轻体力活动。

（3）1～2年内避免重体力活动和劳累。

4. 简述慢性肾衰竭患者的饮食原则。

（1）供给足够的热量,以减少体内蛋白质的消耗。每天供应的总热量为126 kJ/kg,并主要由碳水化合物和脂肪供给。

（2）根据GFR(肾小球滤过率)调整蛋白质的摄入量。GFR<50 ml/min时即应予以优质低蛋白饮食。

（3）注意供给富含维生素C和B族维生素的食物。

（4）膳食中无机盐的供给要随病情变化及时调整,出现浮肿及高血压要适当限制食盐的摄入量,一般应低于3 g/d。血钾升高、尿量减少(<1 000 ml/d)时,要限制含钾高的食物如各种干货、柑橘类等。

（5）补钙限磷:每天补充1 000～1 500 mg钙,同时限制磷的摄入。

（6）尿量减少低于1 000 ml/d时,适当限制饮水量及食物中的水分。

5. 简述动静脉人工内瘘的日常维护。

（1）禁止在内瘘侧肢体测血压、输液及长时间压迫和屈曲,不提重物。

（2）衣着宽松,内瘘侧衣袖可使用拉链、纽扣等,便于穿刺。

（3）每天一听、二摸、三看、四感觉,听局部有无猫喘,摸有无震颤,看有无出血、血肿,感觉有无疼痛,有异常及时就诊。

（4）局部疼痛、无猫喘、无震颤、沿内瘘血管方向有硬块、血管塌陷,提示内瘘闭塞,须及时就诊。

（5）出现内瘘血管瘤时,可用松紧适宜的护腕给予适当的压迫,一旦破裂,扎紧血管瘤上端,紧急送医院就诊。

(6)局部红肿、热、痛,有脓性分泌物,提示感染,及时就诊。

五、内分泌与代谢性疾病系统

1. 简述 WHO 1999 年的糖尿病诊断标准。

(1)有糖尿病典型症状者,加以下任意一项:① 随机血浆葡萄糖≥11.1 mmol/L(200 mg/dl);② 空腹血浆葡萄糖≥7.0 mmol/L(126 mg/dl);③ 口服葡萄糖耐量试验(OGTT),75 g 葡萄糖负荷后 2 小时血浆葡萄糖≥11.1 mmol/L(200 mg/dl)。

快速血糖
测定

(2)无糖尿病症状者,需另一日重复检查以明确诊断。

2. 简述糖尿病的综合性降糖治疗措施。

(1)饮食(医学营养)治疗。

(2)运动治疗。

(3)药物治疗:口服降糖药及胰岛素。

(4)病情自我监测。

(5)糖尿病自我管理教育及心理治疗。

3. 简述胰岛素的正确存放方法。

(1)未启封的胰岛素,储存温度为 2～8℃冷藏保存,不得冷冻。

胰岛素注射
笔的使用

(2)启封后、正在使用的瓶装胰岛素或笔芯,可在室温环境(25℃～30℃)保存 4 周;存放在阴凉干燥的地方,无需冷藏,避免光和热。

(3)不同胰岛素的储存参阅包装内的药品说明书,超过标签上有效期的胰岛素严禁使用。

4. 简述糖尿病营养治疗的目标。

(1)达到并维持理想的血糖水平。

(2)减少心血管疾病的危险因素,包括控制血脂异常和高血压。

（3）提供均衡营养的膳食，控制总能量的摄入。

（4）减轻胰岛 β 细胞负荷。

（5）维持合理体重。

5. 简述糖尿病运动治疗的原则。

（1）运动治疗应在医生指导下进行。

（2）运动频率和时间：餐后 1～2 h 进行，每次 30～60 min，每周至少 150 min。

（3）中低强度的有氧运动：快走、慢跑、打太极拳、骑车等。

（4）运动强度：心率（次/分）＝（220－年龄）×（60%～70%）。

（5）活动量大或剧烈活动时应调整食物及药物，以免发生低血糖；同时携带糖果及糖尿病卡，以便自救。

6. 简述持续皮下胰岛素输注治疗（CSII）的特点。

胰岛素泵的使用

（1）CSII 是胰岛素强化治疗的一种形式，更接近生理性胰岛素分泌模式，在控制血糖方面优于多次皮下注射且低血糖发生的风险小。

（2）需要胰岛素泵来实施治疗，输注方式分为基础量和餐前量。

（3）主要适用人群：1 型糖尿病患者、计划受孕和已孕的糖尿病妇女、需要胰岛素强化治疗的 2 型糖尿病患者。

7. 简述甲状腺危象的主要预防措施。

（1）积极治疗甲亢以及感染等伴随疾病。

（2）避免各种诱因：如急性创伤、精神刺激、过度劳累等应激。

（3）不随意中断药物治疗。

（4）I^{131} 治疗及甲状腺手术前要准备充分。

（5）严密观察病情，监测生命体征，发现高热、大汗、心动过速等，立即汇报处理。

六、风湿系统

1. 系统性红斑狼疮患者应避免的诱发因素是什么？

（1）预防感染。

（2）避免阳光直接照射裸露皮肤，忌日光浴。

（3）避免接触刺激性物品。

（4）避免进食、服用易诱发本病的食物、药物。

（5）避免寒冷刺激。

（6）育龄妇女应避孕。

（7）病情活动伴心、肺、肾功能不全者属妊娠禁忌。

（8）尽量避免接受各种预防接种，尤其是活疫苗。

2. 类风湿关节炎患者的关节表现是什么？

典型病人表现为对称性多关节炎。主要侵犯小关节，以腕关节、近端指间关节、掌指关节及跖趾关节最多见，其表现有晨僵、关节痛与压痛、肿胀、畸形。

3. 简述糖皮质激素的用药指导。

（1）服药期间应给予低盐、高蛋白、高钾、高钙饮食。

（2）补充钙剂和维生素 D，防止骨质疏松。

（3）监测血压、血糖和尿糖变化。

（4）强调按照医嘱服药的重要性，不能自行停药或者减量过快，以免引起"反跳"。

（5）长期应用糖皮质激素类药物时，应采用早晨 7～8 时一次给药或隔日早晨一次给药的方法。这样可以减少肾上腺皮质功能下降甚至皮质萎缩的不良后果。

（6）长期、大剂量应用糖皮质激素时做好皮肤及口腔黏膜的护理，防止真菌感染。

（7）注意观察药物副作用的发生。

4. 简述痛风病人的饮食指导。

基本原则:低嘌呤、低脂肪、低热量、低盐和多饮水。

(1) 限制嘌呤摄入量。禁忌的高嘌呤食物:如肝脏、肾、胰、脑等动物脏器以及浓肉汤、鸡汤、沙丁鱼、鱼籽等。

(2) 鼓励患者多饮水,保证每日饮水量在 2 000~3 000 ml。

(3) 限制饮酒。

(4) 增加碱性食品的摄取,如蔬菜、马铃薯、甘薯、奶类、柑橘等。

(5) 限制脂肪、盐及热量摄入。

5. 系统性红斑狼疮最常见的死亡原因是什么?

感染、肾衰竭、脑损害和心力衰竭。

七、血液系统

1. 简述白血病患者易发生感染的因素。

(1) 正常粒细胞缺乏或功能缺陷。

(2) 化疗药物及糖皮质激素的应用,促进机体免疫功能进一步下降。

(3) 白血病细胞的浸润以及化疗药物的应用,易造成消化道与呼吸道黏膜屏障受损。

(4) 各种穿刺或插管留置时间长。

2. 简述粒细胞缺乏症的临床表现。

(1) 起病急骤,头痛困倦。

(2) 畏寒、高热。

(3) 咽喉及全身关节疼痛。

(4) 黏膜坏死性溃疡。

(5) 感染。

3. 多发性骨髓瘤患者休息与活动的指导要点是什么?

(1) 多发性骨髓瘤病人易出现病理性骨折,应注意卧床休息,使用硬板床或硬床垫。

（2）适度活动可促进机体血液循环和血钙在骨骼的沉积,减轻骨骼的脱钙。

（3）应注意劳逸结合,尤其是中老年病人,要避免过度劳累,避免做剧烈运动和快速转体等动作。

4. 简述血小板保存及输注特点。

（1）由于血小板要求在 22～24℃ 振荡保存,如同时输注几种血制品时,应先输注血小板。

（2）若确实不能及时输注,应将血小板放在 22℃ 振荡器上保存,最长时间不超过 12 h,任何时候都不允许剧烈震荡,以免引起血小板不可逆破坏。

（3）血小板输注速度要求快,建议以患者能耐受的最快速度输注,80～100 滴/分,以免在体外聚集影响疗效。

5. 血液病患者口腔护理的要点。

（1）血液病患者由于凝血功能异常,尽量选择软毛牙刷刷牙,避免使用牙签剔牙。

（2）血液科化疗患者常规使用预防细菌感染的溶液(如 0.1% 洗必泰)和预防真菌感染的溶液(如 2.5% 碳酸氢钠溶液)交替漱口。

（3）如并发口腔真菌感染,可使用 2.5% 碳酸氢钠溶液或其他抗真菌药物稀释液漱口;如继发口腔厌氧菌感染,可使用含甲硝唑或替硝唑的溶液漱口。

（4）对于化疗后粒细胞缺乏患者的口腔溃疡可使用重组粒细胞刺激因子稀释液漱口。

（5）对于口腔黏膜出现破溃疼痛而影响进食者,常采用 1% 利多卡因加生理盐水稀释后含漱止痛。

（6）大剂量甲氨蝶呤化疗致口腔溃疡可使用四氢叶酸钙稀释液来预防及护理。

（7）含漱的方法用舌头上下、左右、前后反复搅拌,每日含漱数次＞5次,每次含漱时间＞3 min,使用两种漱口液间隔时间必须超过 15 min。

6. 简述恶性淋巴瘤的临床表现。

（1）局部表现:无痛性、进行性淋巴结肿大。

（2）全身症状:发热、盗汗、消瘦、乏力、食欲下降、皮肤瘙痒。

（3）肿瘤压迫组织器官产生相应的症状和体征:上腔静脉压迫综合征、吞咽和呼吸困难、肠梗阻、黄疸等。

（4）浸润脏器产生相应的症状和体征:恶心呕吐、胸闷气促、疼痛、肝脾肿大等。

八、神经系统

1. 简述脑血管病的三级预防。

（1）一级预防:为发病前的预防,即对有卒中倾向、尚无卒中病史的个体预防脑卒中发生,这是三级预防中最关键一环。

（2）二级预防:针对发生过卒中或有 TIA 病史的个体,通过寻找意外事件发生的原因,治疗可逆性病因,纠正所有可干预的危险因素,预防脑卒中复发。

（3）三级预防:脑卒中发生后积极治疗,防治并发症,减少致残,提高脑卒中患者的生活质量,预防复发。

2. 简述吞咽障碍患者的护理要点。

（1）评估吞咽障碍的程度:如观察患者能否经口进食,进食不同稠度食物的吞咽情况,饮水时有无呛咳等。

（2）饮食护理:鼓励能吞咽的患者经口进食;选择富含蛋白质、维生素的软饭、半流或糊状、胨状的粘稠食物;不能经口进食者,遵医嘱胃管鼻饲,做好留置胃管的护理。

（3）防止窒息:进餐时注意保持环境安静,减少分散注意力的干扰因素;吞咽困难的患者不能使用吸水管;进食后保持坐立位30～60 min,防止食物反流;床旁备吸引装置,如果患者呛咳、误吸或呕吐,应立即取头侧位,及时清理口鼻分泌物和呕吐物,保持呼吸道通畅,预防窒息和吸入性肺炎。

3. 脑出血最严重的并发症是什么？如何护理？

脑出血最严重的并发症是脑疝,其护理要点:

(1)评估有无脑疝的先兆表现:严密观察患者有无剧烈头痛、喷射性呕吐、躁动不安、血压升高、脉搏减慢、呼吸不规则、一侧瞳孔散大、意识障碍加重等脑疝的先兆表现,一旦出现,立即报告医生。

(2)配合抢救:保持呼吸道通畅,防止舌根后坠和窒息,及时清除呕吐物和口鼻分泌物;迅速给予吸氧;建立静脉通道,遵医嘱给予快速脱水、降颅压药物;备好气管切开包、监护仪、呼吸机和抢救药物等。

4. 简述腰椎穿刺术的体位要求和术后护理要点。

体位要求:患者去枕侧卧,背齐床沿,屈颈抱膝,使脊柱尽量前屈,以增加椎间隙宽度。

术后护理:

(1)指导患者去枕平卧 4～6 h,告知卧床期间不可抬高头部,可适当转动身体。

(2)观察患者有无头痛、腰背痛、脑疝及感染等穿刺后并发症。穿刺后头痛最常见,多发生在穿刺后 1～7 天,指导患者多饮水,延长卧床休息时间至 24 h,遵医嘱静滴生理盐水等。

(3)保持穿刺部位的纱布干燥,观察有无渗液、渗血,24 h 内不宜淋浴。

5. 简述颅内动脉瘤血管栓塞治疗的术后护理要点。

(1)严密观察意识、瞳孔及生命体征变化,尽早发现颅内高压、脑血栓形成、颅内血管破裂出血、急性血管闭塞等并发症;密切观察患者四肢活动、语言状况及足背动脉搏动情况,并与术前比较,发现异常立即报告医生。

(2)穿刺部位加压包扎制动 24 h,观察有无出血及血肿,避免增加腹压的动作。

（3）使用抗凝药物要注意监测凝血功能，注意有无皮肤、黏膜、消化道出血，有无发热、皮疹、哮喘、恶心、腹泻等药物不良反应。

（4）术后休息 2～3 天，避免情绪激动、精神紧张和剧烈运动，防止球囊或钢圈脱落移位。

（5）鼓励患者多饮水，促进造影剂排泄。

6. 简述静脉使用尼莫地平注射液的护理要点。

（1）密切观察患者有无出现头部胀痛、颜面部发红、血压降低、多汗、胃肠不适等反应。

（2）使用微量泵控制输液速度，并根据血压变化遵医嘱调整。

（3）使用避光输液器。

（4）因尼莫地平属乙醇制剂，对静脉有较大的刺激作用，应有计划地选择静脉，防止静脉炎发生。

第四章 外 科

一、总 论

1. 缺水患者的观察内容有哪些?

（1）体温：机体缺水、低血容量可导致体温低于正常，出现周围循环衰竭时会出现四肢厥冷。

（2）血压：体液不足时血压下降，脉压差变小。

（3）脉搏：脉搏增快是体液不足时人体的一种代偿反应，脉搏微弱可能为血容量不足。

（4）皮肤黏膜：体液不足时皮肤黏膜干燥，皮肤弹性下降，唇舌干燥，口渴。

（5）尿量：体液缺乏常伴有尿量的减少，尿量少于 30 ml/h 可见于各型缺水。

（6）浅静脉充盈度：颈外静脉及手背静脉等浅表静脉充盈度下降、萎陷。

（7）神经、精神症状：患者乏力、头晕，严重时可致烦躁、谵妄，甚至昏迷，出现肌痉挛性疼痛、腱反射减弱。

2. 低钾血症的临床表现有哪些? 静脉补钾的原则是什么?

临床表现：最早的表现是肌无力，一旦呼吸肌受累，可致呼吸困难，甚至窒息。患者有恶心、呕吐、腹胀及肠麻痹的表现，可出现软瘫、腱反射减弱或消失。心脏受累时表现为传导阻滞和节律异常。此外，患者可出现代谢性碱中毒和反常性酸性尿。

静脉补钾的原则：

（1）禁止静脉推注钾：严禁直接经静脉推注高浓度钾溶液，少数缺钾者需大剂量钾静脉滴注时，应进行心电监护，如心电图出现高钾血症的变化时,应立即停止补钾并采取相应的措施。

（2）见尿补钾:尿量超过 40 ml/h 或 500 ml/d 时方可补钾。

（3）限制补钾总量:参考血钾浓度,补钾量为 40～80 mmol/d（约为氯化钾 3～6 g/d）。

（4）控制补钾浓度:钾浓度不宜超过 40 mmol/L（约为氯化钾 3 g/L）。

（5）控制补钾速度:补钾速度控制在 20 mmol/h 以下。

3. 代谢性酸中毒有哪些临床表现？

（1）典型症状是呼吸深而快,呼吸频率可高达 40～50 次/分,呼出气体有酮味。

（2）患者面色潮红、心率加快、血压偏低。

（3）严重者可有神志不清、昏迷,腱反射减弱或消失。

（4）常伴有缺水症状。

（5）患者容易发生心律不齐、急性肾功能不全、休克。

4. 休克患者处理原则是什么？治疗期间如何进行病情观察？

处理原则:尽早去除病因,迅速恢复有效循环血量,纠正微循环障碍,恢复组织灌注,增强心肌功能,恢复正常代谢和防止多器官功能障碍综合征（MODS）。

病情观察要点:

（1）精神状态:患者有无兴奋或躁动不安;有无表情淡漠、意识模糊、反应迟钝,甚至昏迷;对刺激有无反应。

（2）生命体征:① 血压:血压和脉压是否正常。② 脉搏:休克早期脉搏增快,严重时脉搏细速或摸不清。③ 呼吸:呼吸有无变快、变浅、不规则。④ 体温:多数患者体温偏低,感染性休克患者体温可高于正常。

（3）皮肤色泽及温度:皮肤和口唇有无苍白、发绀、呈花斑状,有无四肢湿冷或干燥潮红,皮肤黏膜有无出血点。

（4）尿量:尿量少于 25 ml/h 表明血容量不足;尿量维持在 30 ml/h 以上时,表明休克已纠正。

（5）辅助检查：动态了解各项检查和监测数据，以助病情判断和护理计划的制定。

5. 如何进行术前呼吸道准备？

（1）术前停止吸烟至少 2 周，并进行呼吸功能训练。

（2）痰液黏稠者进行雾化吸入和胸部物理治疗以促进排痰。

（3）有肺部感染者术前应用有效抗生素 3～5 天。

6. 术后早期活动的益处有哪些？

（1）无禁忌患者术后早期活动可增加肺活量，促进分泌物排出，减少肺部并发症。

（2）改善全身血液循环，促进伤口愈合，防止压疮，减少下肢静脉血栓的发生。

（3）利于胃肠道和膀胱功能的恢复，减少腹胀和尿潴留的发生。

7. 何谓肠内营养？如何护理实施肠内营养的患者？

肠内营养是指经胃肠道，包括口或喂养管，提供维持人体代谢所需营养素的一种方法。

护理要点：

（1）保持喂养管在位通畅：妥善固定，输注营养液前后、连续管饲过程中每隔 4 h、特殊用药前后用 30 ml 温开水或生理盐水冲洗喂养管。

（2）防止误吸：伴意识障碍、胃排空延迟、经鼻胃管或胃造瘘管输注营养液时患者取半卧位；及时评估胃内残留量，残留量每次大于 100～150 ml 时，应延迟或暂停输注，防止发生胃潴留。

（3）保护皮肤、黏膜：长期留置鼻饲管者，每日用油膏涂拭鼻腔黏膜；造瘘者保持瘘口周围皮肤干燥、清洁。

（4）减少胃肠道不适：控制营养液的浓度和渗透压、输注的量和速度，调节营养液的温度；营养液现配现用，避免污染和变质。

（5）观察和预防并发症：观察病情和动态监测营养支持的效果，及时发现并发症并积极处理。

8. 何谓伤口湿性愈合理论？

伤口湿性愈合理论是指运用敷料和(或)药液保持伤口湿润,给伤口提供一个湿润、低氧、微酸、洁净的愈合环境,加速上皮细胞的移行,从而促进伤口的愈合。该理论最早于 1962 年由 Winter 博士提出。

二、普通外科

1. 甲状腺大部切除术后并发症有哪些？如何早期发现？

甲状腺切除术后并发症有:① 呼吸困难和窒息;② 喉返神经损伤;③ 喉上神经损伤;④ 手足抽搐;⑤ 甲状腺危象。

护士在重视术后患者主诉的同时,密切观察其生命体征,以及有无呼吸困难、发音有无声音嘶哑或音调降低、伤口敷料是否干燥、引流有无异常、吞咽有无呛咳、有无面部唇部或手足麻木感,从而早期发现甲状腺术后并发症。

2. 乳癌患者术后如何预防患侧上肢肿胀？

(1) 乳癌患者术后勿在患侧上肢测血压、抽血、静脉及皮下注射等。

(2) 指导患者保护患侧上肢:尽量抬高患肢并保持舒适位,避免扶持患侧。

(3) 可按摩患侧上肢或进行握拳、屈、伸肘运动。

(4) 肢体肿胀严重者,可戴弹力袖促进淋巴回流。

3. 急腹症患者如何安置体位？腹部术后半卧位的目的是什么？

急腹症无休克患者取半卧位;休克患者置于仰卧中凹位,即头和躯干抬高 20°～30°,下肢抬高 15°～20°。

腹部手术后生命体征平稳,给患者取半卧位的目的是促使腹内渗出液流向盆腔,以减少毒素吸收和减轻中毒症状,以利于引流和局限感染,同时避免腹胀所引起的膈肌抬高,减轻腹胀对呼吸和循环的影响,也有助于减轻腹壁张力,减轻疼痛。

4. 外科急腹症的共性表现有哪些?

(1)腹痛和发热:有阵发性腹痛,持续性钝痛或隐痛,持续性疼痛伴阵发性加重,可伴有不同程度发热。

(2)消化道症状:有厌食、恶心、呕吐、腹胀、排气排便停止等。

(3)腹膜刺激征:即压痛、反跳痛及肌紧张。

(4)肠鸣音的改变:肠鸣音减弱或消失多提示低血钾、腹膜炎或肠麻痹、绞窄性肠梗阻晚期;肠鸣音活跃、音调高伴气过水声多为机械性肠梗阻。

5. 胃肠减压的目的及护理要点是什么?

胃肠减压

胃肠减压的目的:将积聚在肠道内的气体和液体吸出,降低肠道内的压力和张力,改善胃肠壁血液循环,有利于炎症局限,促进胃肠功能的恢复。

护理要点:

(1)妥善固定:防止滑脱,记录胃管插入的深度。

(2)保持管道通畅和负压:避免受压、扭曲和折叠。

(3)观察和记录引流液的颜色、性质和量。

(4)做好鼻腔、咽喉部及口腔的护理:随时评估患者口腔黏膜的情况,长期使用胃管的患者应根据胃管材质定期更换。

(5)给药护理:胃肠减压期间一般禁食禁水,必须经口服药时,如为片剂要研碎调水后注入,并用温水冲洗胃管,注入后夹管30 min。

(6)拔管护理:通常术后 48～72 h 肛门排气、肠鸣音恢复,可拔出胃管。

6. 胃大部切除术后的并发症及处理措施有哪些?

(1)术后胃出血:多数患者通过禁食、使用止血药物、输血、输液等措施可控制症状,否则需手术止血。

(2)十二指肠残端破裂:须立即手术处理,术后加强全身支持治疗,纠正水、电解质紊乱,控制感染,给予肠外营养。

（3）胃肠吻合口破裂或瘘：须立即手术修补或引流。

（4）胃排空障碍：多数患者通过禁食、胃肠减压、肠外营养支持、应用促胃动力药物等措施多能好转。

（5）术后梗阻：采用禁食、胃肠减压、肠外营养支持等措施，症状不能缓解的患者需行手术治疗。

（6）倾倒综合征：少食多餐，多进食高蛋白、高脂肪类的食物，控制甜食，限制液体食物，餐后平卧 10～20 min。

7. 肠梗阻的共性表现有哪些？如何护理？

肠梗阻共性表现为腹痛、呕吐、腹胀，以及停止排便、排气。

护理措施：

（1）禁食、胃肠减压。

（2）无休克者取半卧位，减轻腹胀对呼吸的影响。

（3）遵医嘱运用解痉剂，合理应用抗菌药。

（4）合理输液并记录出入量。

（5）严密观察生命体征，观察腹痛等进展情况。

（6）手术患者做好术后护理，保持各引流管道通畅，防止术后感染，帮助和鼓励患者早期活动。

8. 提示绞窄性肠梗阻的观察要点是什么？

肠梗阻保守治疗期间若腹痛间隙期缩短，呈持续性剧烈腹痛，呕吐物为血性或棕褐色液体，可排出血性黏液样便时，腹部触诊时有腹膜刺激征、压痛性包块（受绞窄的肠袢），叩诊时可出现移动性浊音，应高度警惕绞窄性肠梗阻的发生。

9. 肠道手术患者如何进行肠道准备？

（1）传统肠道准备法：一般术前 3 日准备，进少渣半流质、流质饮食，采用番泻叶泡茶或硫酸镁、蓖麻油导泻，或肥皂水灌肠，并口服肠道抗生素等。

（2）全肠道灌洗法：利用灌洗液于术前 12～14 h 开始口服，引起容量性腹泻，以达到彻底清洗肠道的目的。开始口服灌洗液的速度应达到 2 000～3 000 ml/h，开始排便后可适当减慢速度至

1 000～1 500 ml/h,直至排出粪便成无渣清水样为止,全过程约需 3～4 h。年迈体弱、心肾等脏器功能障碍以及肠梗阻者不宜选用此法。

10. 胆道术后放置 T 管的目的及如何护理?

目的:引流胆汁和减压;引流残余结石;支撑胆道;经 T 管溶石或造影等。

T 型管引流护理

护理要点:

(1)妥善固定引流管:应用缝线或胶布固定于腹部,防止意外脱出。

(2)保持引流通畅:避免管道扭曲、折叠和受压,定期从近端向远端捏挤。

(3)观察引流情况:定期观察并记录引出胆汁的量、颜色及性状。

(4)定时更换引流袋:引流袋位置不可高于切口平面,以防止胆汁倒流。

(5)加强病情观察:引流期间观察患者体温、腹胀和腹痛情况。

(6)做好拔管护理:拔管前先行夹管,再做"T"形管造影,证实胆总管通畅、无残留结石后,方可拔管。拔管后引流口如有渗液应及时更换敷料。

11. 夏柯(Charcot)三联征和雷诺(Reynolds)五联征分别是什么?

夏柯(Charcot)三联征:腹痛、寒战高热和黄疸。

雷诺(Reynolds)五联征:腹痛、寒战高热、黄疸、休克,以及中枢神经系统受抑制的表现。

三、神经外科

1. 何谓颅内压增高的"三主征"?

头痛、呕吐、视神经乳头水肿是颅内压增高的典型表现,称为颅内压增高的"三主征"。三者各自出现的时间并不一致,可以其中一项为首发症状。

2. 预防颅内压骤然增高的护理措施有哪些?

(1)休息:提供适宜的病室环境,减少探视人员,避免患者情绪激动。

(2)保持呼吸道通畅:及时清除呼吸道分泌物和呕吐物;舌根后坠者,可托起下颌或放置口咽通气道;防止颈部过曲、过伸或扭曲;对意识不清或咳痰困难的患者,应配合医生尽早行气管切开术;重视基础护理,定时翻身拍背,防止肺部并发症。

(3)避免剧烈咳嗽和便秘:及时治疗感冒、咳嗽;鼓励患者多吃蔬菜及水果,并给予缓泻剂以防止便秘,对已有便秘者,可给予开塞露;严禁高位灌肠。

(4)及时控制癫痫发作:遵医嘱定时定量给予患者抗癫痫的药物;一旦发作时协助医生及时给予抗癫痫及降颅内压处理。

(5)躁动的处理:寻找并解除引起躁动的原因,不能盲目地使用镇静剂或强制性约束,以免患者反抗而使颅内压进一步增高。适当加以保护以防意外发生。

3. 如何进行 Glasgow 昏迷评分?

Glasgow 昏迷评分法:从睁眼、语言和运动三个方面进行评分,三者得分相加表示意识障碍的程度,分数越低表示意识障碍越严重。最高 15 分,表示意识清醒;8 分以下为昏迷;最低 3 分(见表 4-1)。

表 4-1 Glasgow 昏迷评分法

睁眼反应	言语反应	运动反应
能自行睁眼 4	能对答,*定向正确 5	能按吩咐完成动作 6
呼之能睁眼 3	能对答,*定向有误 4	刺痛时能定位,手举向疼痛部位 5
刺痛能睁眼 2	胡言乱语,不能对答 3	刺痛时肢体能回缩 4
不能睁眼 1	仅能发音,无语言 2	刺痛时双上肢呈过度屈曲 3
	不能发音 1	刺痛时四肢呈过度伸展 2
		刺痛时肢体松弛,无动作 1

*定向:指对人物、时间和地点的辨别。

4. 脑室引流的护理要点有哪些?

脑室引流
护理

(1)引流管的位置:妥善固定,引流管最高点需高于侧脑室平面(即平卧时耳屏平面,侧卧时鼻中线平面)10~15 cm。搬动患者时应将引流管暂时夹闭,防止脑脊液反流引起逆行感染。

(2)引流速度及量:术后早期可适当抬高引流管高度,防止引流过快使颅内压骤然降低,待颅内压平衡后再降低引流管高度。24 h 引流量以不超过 500 ml 为宜。

(3)保持引流通畅:活动及翻身时避免牵拉引流管。如见有脑脊液流出或引流管内液面随患者呼吸上下波动表明引流管通畅;否则应及时查明原因并向医生汇报。

(4)观察并记录脑脊液的颜色及性状:正常脑脊液无色透明、无沉淀。术后早期脑脊液可略呈血性,以后转为橙黄色。

(5)严格遵守无菌操作原则:保持引流装置的密闭。每日定时更换引流瓶(袋)时,应先夹闭引流管以免管内的脑脊液逆流。

(6)拔管护理:拔管前一天应试行抬高引流管或夹闭引流管24 h,若患者出现头痛、呕吐等颅内压增高症状,应报告医生。拔管后,切口处若有脑脊液漏出,通知医生妥善处理。

5. 神经外科患者瞳孔的观察中有哪些异常情况?

(1)脑疝:早期患侧瞳孔略微缩小,继而患侧瞳孔中度扩大,对光反射迟钝或消失,对侧正常;中期患侧瞳孔散大,眼球固定,对侧瞳孔中度扩大,对光反射迟钝或消失;晚期两侧瞳孔散大,眼球固定。

(2)瞳孔时大时小,双侧交替变化,对光反射消失,并伴有眼球歪斜,表示中脑受损。

(3)双侧瞳孔极度缩小,对光反射消失,考虑桥脑损伤。

(4)异常瞳孔要注意排除以下情况:动眼神经麻痹、眼球局部受损、虹膜睫状体炎、用药的影响。

6. 脑脊液漏患者的护理要点有哪些?

(1)体位:嘱患者采取半卧位,头偏向患侧,维持特定体位至停止漏液后 3～5 天,借重力作用使脑组织移至颅底硬脑膜裂缝处,促使局部粘连而封闭漏口。

(2)保持局部清洁:每天 2 次清洁,消毒外耳道、鼻腔或口腔,注意棉签不可过湿,以免液体逆流入颅。劝告患者勿挖鼻、抠耳。注意不可堵塞鼻腔。

(3)避免颅内压骤升:嘱患者勿用力憋气排便、咳嗽、抠鼻涕或打喷嚏等,以免颅内压骤然升降导致气颅或脑脊液逆流。

(4)脑脊液鼻漏者不可经鼻腔进行护理操作:严禁从鼻腔吸痰或放置鼻胃管,禁止耳、鼻滴药、冲洗和堵塞,禁忌做腰穿。

(5)注意有无颅内感染现象:如头痛、发热等。

(6)遵医嘱应用抗菌药及 TAT 或破伤风类毒素。

四、心胸外科

1. 闭合性肋骨骨折的处理原则是什么?

(1)固定胸廓:可用胸带或宽胶布条叠瓦式固定。

(2)止痛:必要时给予镇痛镇静药物;亦可用 1% 普鲁卡因作

肋间神经阻滞或封闭骨折部位。

（3）处理合并症：反常呼吸运动，又称连枷胸，用牵引固定或厚棉垫加压包扎。

（4）建立人工气道：对咳嗽无力、不能有效排痰或呼吸衰竭者，应实施气管插管或切开、呼吸机辅助呼吸。

（5）应用抗菌药，预防感染。

2. 张力性气胸的处理原则是什么？

（1）迅速排气减压：危急者可在患侧锁骨中线与第 2 肋间连线处，用粗针头穿刺胸膜腔排气减压，并外接单向活瓣装置。

（2）配合医生行胸膜腔闭式引流术：置胸腔引流管于积气最高部位（通常于锁骨中线第 2 肋间）。

（3）需手术探查并修补裂口者，积极完善术前准备。

（4）应用抗菌药防治感染。

3. 食管癌患者临床症状有哪些？如何进行术后饮食护理？

临床症状：

（1）早期：常无明显症状，在吞咽粗硬食物时有不同程度的不适感觉，包括哽噎感、胸骨后烧灼样疼痛。

（2）中晚期：进行性吞咽困难为其典型症状，可伴有锁骨上淋巴结肿大；持续胸痛或背痛为晚期症状。

术后饮食护理要点：

（1）禁饮、禁食 3～4 日，禁食期间持续胃肠减压，给予肠内、肠外营养支持。

（2）术后 3～4 日待肛门排气、胃肠减压引流量减少后，拔除胃管，试饮少量水。

（3）术后 5～6 日可给全清流质，每 2 h 100 ml，每日可达 6 次。

（4）术后 3 周内患者若无特殊不适可逐渐过渡到普食，进食时应注意少量多餐，细嚼慢咽，不宜过多、过快，避免进食生、冷、硬食物。

（5）进食时采取坐位或半坐卧位，嘱患者饭后 2 h 勿平卧，睡眠时将床头抬高，以防胃液反流。

4. 食管癌术后吻合口瘘的观察要点有哪些？护理措施有哪些？

观察要点：吻合口瘘多发生在术后 5～10 日，应注意观察患者有无吻合口瘘的临床表现：呼吸困难、胸腔积液和全身中毒症状，如高热、寒战，甚至休克等。

护理措施：

（1）嘱患者立即禁食。

（2）协助医师行胸腔闭式引流并予常规护理。

（3）遵医嘱予以抗感染治疗及营养支持。

（4）严密观察生命体征，若出现休克症状，应积极抗休克治疗。

（5）需再次手术者，应积极配合医生完善术前准备。

5. 简述肺癌术后患者的体位护理。

（1）麻醉未清醒时取平卧位，头偏向一侧。

（2）血压稳定后，采用半坐卧位。

（3）肺叶切除者，可采用平卧或左右侧卧位。

（4）肺段切除术或楔形切除术者，应避免手术侧卧位，最好选择健侧卧位，以促进患侧肺组织扩张。

（5）全肺切除术者，应避免过度侧卧，可采用 1/4 侧卧位，以防止纵隔移位和压迫健侧肺而导致呼吸循环功能障碍。

（6）有血痰或支气管瘘管，应取患侧卧位。

（7）避免采用头低足高仰卧位，以防因横膈上升而妨碍通气。

6. 胸腔闭式引流的护理要点有哪些？

胸腔闭式引流

（1）保持管道的密闭：严防空气进入。

（2）严格无菌操作：保持装置无菌，防止逆行感染。

（3）保持引流管通畅：① 患者取半坐卧位；② 定时挤压胸管，防止引流管阻塞、扭曲、受压；③ 鼓励患者做咳嗽、深呼吸运动及变换体位,以利胸腔内液体、气体排出,促进肺扩张。

(4)观察和记录:① 注意观察胸瓶内长管中水柱波动情况。② 观察引流液的量、性质、颜色,并准确记录。

(5)引流管的拔管:一般置引流管 48～72 h 后,临床观察无气体溢出,或引流量明显减少且颜色变浅,24 h 引流液<50 ml,脓液<10 ml,X 线胸片示肺膨胀良好无漏气,患者无呼吸困难,即可拔管。

7. 提示心包填塞的观察要点是什么?

(1)引流量较多,且引流管内有条索状血块挤出,或原先持续较多的引流突然停止或减少。

(2)患者血压下降,脉压差缩小,脉搏细弱、奇脉,心率加快。

(3)中心静脉压明显升高,颈静脉怒张。

(4)尿量减少(<30 ml/h)。

(5)患者可在出现不典型上述症状时,突然心跳骤停。

(6)X 线检查可显示纵隔增宽、心影增大。

五、泌尿外科

1. 根据出血部位不同肉眼血尿有哪几种表现?

(1)初始血尿:血尿出现在排尿的最初阶段。提示出血部位在膀胱颈部或尿道。

(2)终末血尿:血尿出现在排尿的终末段。提示出血部位在后尿道、膀胱颈部或膀胱三角区。

(3)全程血尿:排尿的全过程都是血尿。提示出血部位在膀胱或其以上部位。

2. 尿石症患者为什么要多饮水?如何多饮水?

大量饮水配合利尿解痉药物有利于小结石的排除;有利于稀释尿液,减少结晶沉积,起到内冲刷作用,可延缓结石的增长和手术后结石的复发。合并感染时,尿量多可促进引流,有利于感染的控制。肾绞痛时大量饮水也有助结石的排出。

大量饮水，成人保持每日尿量 2 000 ml 以上，尤其睡前及半夜饮水效果更好。

3. 良性前列腺增生的临床症状有哪些？

（1）尿频：是最常见的早期症状，夜间更为明显。

（2）排尿困难：进行性排尿困难是前列腺增生最主要的症状，但发展缓慢。

（3）尿潴留：在前列腺增生的任何阶段，患者可因受凉、劳累、饮酒等使前列腺突然充血、水肿，发生急性尿潴留。

（4）其他：前列腺增生时因局部充血可发生无痛性血尿。若并发感染或结石，有尿急、尿痛等膀胱刺激症状。

4. 持续膀胱冲洗的护理要点有哪些？

（1）调节冲洗速度：可根据尿色而定，色深则快，色浅则慢。

持续膀胱冲洗护理

（2）严密观察引流尿液的量、色、性状：随冲洗持续时间延长，血尿颜色逐渐变浅；若尿色深红或逐渐加深，说明有活动性出血，应及时通知医生处理。

（3）确保冲洗及引流管道通畅：若引流不畅应及时处理，以免造成膀胱充盈、痉挛而加重出血。

（4）记录尿量、冲洗量、排出量：尿量＝排出量－冲洗量。

（5）定期更换引流装置。

5. 肾损伤的临床表现及非手术治疗期间的护理要点是什么？

因损伤程度不同肾损伤的临床表现差异很大，主要症状有休克、血尿、疼痛、腰腹部肿块、发热等。

肾损伤非手术治疗的护理要点：

（1）绝对卧床休息 2～4 周，病情稳定，血尿消失后才允许病人离床活动。恢复后 2～3 个月内不宜参加体力劳动或竞技运动。

（2）动态观察血压、脉搏、呼吸、体温，注意观察腰腹部肿块范围有无增大。观察尿液颜色深浅变化。

（3）维持水、电解质及血容量平衡,及时遵医嘱输液、止血、补充血容量,保持足够尿量,预防休克发生。

（4）心理护理:主动关心帮助病人,稳定病人情绪。

（5）对症处理:高热者给予降温,疼痛者遵医嘱给予止痛镇静药,避免躁动而加重而出血。

六、骨　　科

1. 骨折的局部症状及特有体征有哪些?

局部症状:① 局部肿胀、瘀血或出血;② 压痛;③ 活动受限。

特有体征:① 畸形;② 反常活动;③ 骨擦音或骨擦感。

2. 骨折的处理原则是什么?

处理原则:复位、固定、早期康复治疗和预防并发症。

3. 如何保持牵引的有效性?

（1）皮牵引时胶布绷带无松脱,骨牵引时每日检查牵引弓,拧紧螺母,防止脱落。

（2）牵引锤保持悬空,滑车灵活。

（3）牵引重量不可随意增减。

（4）牵引绳不可随意放松,不应有其他外力作用,避免盖被压住牵引绳。

（5）保持对抗牵引力量:颅骨牵引时,应抬高床头;下肢牵引时,应抬高床尾 15～30 cm。

（6）牵引轴线:躯干伸直,骨盆放正,牵引方向与肢体长轴应成直线。

轴线翻身

4. 石膏绷带固定术后如何进行病情观察?

（1）皮肤色泽、温度:石膏边缘皮肤有无颜色和温度改变,有无压疮。

（2）末梢血液循环:评估"5P"征:疼痛、苍白、感觉异常、麻痹及脉搏消失。

（3）石膏：有无潮湿、污染、变形或断裂，有无过松或过紧；有无异常"热点"。

（4）出血或渗出：注意石膏下有无出血或渗血。若血液或渗出液渗出石膏外，用笔标记出范围、日期，详细记录，并报告医师及时处理。

（5）石膏综合征：注意躯体石膏固定的患者有无持续恶心、反复呕吐、腹胀及腹痛等石膏综合征表现。

（6）感染迹象：注意石膏内有无异味，有无生命体征变化，有无血象异常等。

5. 骨筋膜室综合征的病情观察要点有哪些？

（1）患肢有无持续性剧烈疼痛，进行性加重。

（2）患肢有无感觉异常。

（3）肢体活动：有无活动障碍、肌肉瘫痪。

（4）皮肤颜色：有无发白或发绀。

（5）远端动脉搏动有无减弱或消失。

6. 脂肪栓塞综合征的病情观察要点有哪些？

（1）意识状态：有无烦躁、谵妄、昏迷、抽搐等。

（2）呼吸：有无进行性呼吸困难、呼吸窘迫、发绀等。

（3）体温：有无升高。

（4）心率：有无变快。

（5）血压：有无降低。

（6）皮肤黏膜：眼结膜下、胸部、腋下有无瘀点。

（7）肺部 X 线检查：有无"暴风雪"样改变。

7. 关节脱位的特有体征是什么？

特有体征有：畸形、弹性固定、关节盂空虚。

8. 股骨颈骨折患者的护理要点有哪些？

（1）保持适当体位：防止骨折移位，患肢制动，矫正鞋固定。

（2）卧硬板床：避免患肢内收、外旋或髋部扭曲。

（3）正确搬运患者：注意将髋关节与患肢整个托起。

（4）指导患者正确活动：如练习股四头肌等长舒缩、双上肢及健侧下肢的全范围关节活动、转移及行走训练等。

（5）压疮的预防和护理：保持皮肤完整性；使用适宜的卧床患者的特制便器；保持床铺清洁、干燥和平整；定时协助患者更换卧位。

第五章 妇产科

一、产 科

1. 胎心音正常值是多少？出现胎心异常如何处理？

胎心音正常值:120～160 次/min。每次听诊至少 1 min。

胎心音出现异常时指导孕妇左侧卧位,先吸氧 30 min,同时向医生汇报并配合处理,必要时立即做好术前准备。

胎心监护仪的使用

2. 如何指导孕妇自测胎动？

指导孕妇每天早、中、晚分别左侧卧位 1 h,测每小时胎动次数。正常胎动 3～5 次/h,3 次胎动数相加乘 4 为 12 h 胎动次数。若大于 30 次为正常,小于 10 次提示胎盘功能不足和胎儿缺氧。

3. 如何推算预产期？

以末次月经第 1 日算起,月份数减 3 或加 9,日期数加 7。孕妇在预产期前后 2 周内分娩均属于足月妊娠。

4. 孕妇出现下肢水肿怎么办？

(1) 妊娠中晚期子宫逐渐增大压迫下腔静脉,使静脉血回流受阻,容易出现双下肢水肿,此为生理性水肿,一般仅限于踝部及膝关节以下,经休息、左侧卧位、抬高下肢后可减轻或消失。

(2) 经上述处理水肿不消失或严重,应考虑妊娠期高血压、妊娠合并肾脏疾病等原因,应进一步检查。

(3) 指导孕妇避免穿过紧的长筒袜和衣裤,饮食咸淡适宜。

5. 何谓先兆临产、临产?

先兆临产:分娩发动前,孕妇会出现各种症状预示分娩将要开始,称为先兆临产。这些症状包括:假临产(不规律的子宫收缩)、胎儿下降感、见红。

临产:临产的标志是规律并逐渐增强的子宫收缩,持续时间30秒或以上,间歇5~6 min,伴有进行性的子宫颈管消失、子宫颈口的开大和胎先露的下降。

6. 影响分娩的因素有哪些?

(1) 产力:包括子宫收缩力、腹肌及膈肌收缩力和肛提肌收缩力。其中子宫收缩力是主要产力。

(2) 产道:分为骨产道与软产道两部分。软产道由子宫下段、子宫颈、阴道及骨盆底软组织构成。

(3) 胎儿:取决于胎儿大小、胎位及有无畸形。

(4) 产妇的精神心理因素。

7. 何谓胎产式、胎先露、胎方位?

胎产式:胎体身体纵轴与母体纵轴的关系,分为纵产式与横产式。

胎先露:最先进入骨盆入口的胎儿部分,常见有头先露、臀先露和肩先露。

胎方位:胎儿先露部的指示点与母体骨盆入口前、后、左、右、横之间的关系称胎方位。

8. 何谓总产程? 产程如何分期?

总产程是指自临产发动至胎儿及其附属物娩出的全过程。

(1) 第一产程:又称宫颈扩张期。自临产开始至宫口扩张到10 cm,即开全。第一产程在初产妇约需11~12 h;经产妇约需8 h。

(2) 第二产程:又称胎儿娩出期。自宫口开全至胎儿娩出的过程。初产妇一般在2 h以内;经产妇通常数分钟,一般不超过1 h。

（3）第三产程：又称胎盘娩出期。在胎儿娩出至胎盘胎膜娩出的过程，正常约需 5～15 min，不应超过 30 min。

9. 何谓分娩、早产、足月产、过期产？

分娩：指妊娠满 28 周及以后，胎儿及胎儿附属物自临产开始，自母体子宫排出的过程。

早产：指分娩发生在妊娠满 28 周至不满 37 足周。

足月产：指分娩发生在妊娠满 37 周至不满 42 足周。

过期产：指妊娠满 42 周及其以后分娩者。

10. 产褥期如何做好饮食指导？

（1）阴道分娩产妇产后 1 h 可进流食或清淡半流食，以后可进普通饮食。剖宫产产妇按妇科腹部手术后康复指导进行。

（2）鼓励哺乳的产妇进食高热量、高蛋白、高维生素等多汤类食物，多饮水，促进乳汁分泌。

（3）指导产妇在三餐之间可以加餐。食品要多样化，容易消化，少油腻。多食水果、蔬菜有利于大便通畅。

（4）产妇不宜喝茶，忌辛辣食物及酒类，同时注意饮食卫生，防止胃肠炎的发生。

11. 如何观察子宫复旧？

（1）观察前，嘱产妇排尿后取平卧位，双膝稍屈曲，腹部放松，注意遮挡及保暖。

（2）触摸宫底高度：产后当天，子宫底平脐或脐下一横指。正常子宫圆而硬，位于腹部中央。以后每天下降 1～2 cm，产后 10 天在耻骨联合上方扪不到子宫底。

12. 简述阴道分娩后产妇会阴护理要点。

（1）每日用 0.5％碘伏溶液冲洗或擦洗会阴 2 次，擦洗时注意由内到外，从上到下，会阴切口处应单独擦洗。

（2）注意会阴伤口有无硬结、水肿、血肿及渗出物，询问产妇有无肛门坠胀感。

（3）指导产妇取会阴伤口对侧卧位。更换会阴垫前要洗手。

（4）出现会阴水肿者,可用50％硫酸镁湿热敷;出现会阴红肿者,用95％乙醇湿热敷;发生会阴血肿者,配合医生处理。

13. 产后促进产妇排泄的护理措施有哪些?

（1）产后4 h内要指导产妇及时排尿。

（2）如出现排尿困难,可采取诱导措施,如指导产妇热敷下腹部、听流水声等。

（3）如果诱导排尿措施无效,可予以导尿。注意每次导尿量应少于1 000 ml。

（4）指导产妇适当下床活动,大量饮水,多食含纤维素的蔬菜、水果,以预防或减少便秘的发生。

（5）若出现便秘,可采用开塞露塞肛、给服缓泻剂或肥皂水灌肠处理。

14. 何为恶露?试述3种恶露的临床特点。

恶露:胎盘娩出后,子宫蜕膜开始脱落、坏死,坏死的蜕膜组织伴随着血液从阴道排出称为恶露。根据恶露的性状、颜色和时间的不同,恶露分为以下3种:

（1）血性恶露:出现于产后最初3～4日。恶露呈鲜红色,量多,内含大量的红细胞、少量胎膜和坏死蜕膜组织,有时可有小血块。

（2）浆液恶露:出现于产后4日,持续10日左右,色淡红,含少量红细胞、白细胞、较多的坏死蜕膜组织、宫腔渗出液、宫颈黏液、阴道排液,且有细菌。

（3）白色恶露:于产后10日出现,约持续3周干净。白色恶露颜色较白,质地黏稠,内含有大量白细胞、表皮细胞、坏死蜕膜组织和细菌。

15. 产妇乳头皲裂的护理要点有哪些?

（1）哺乳前,湿热敷乳房和乳头3～5 min,同时按摩乳房以刺激排乳反射,挤出少量乳汁,使乳晕变软易被婴儿含吮。

（2）哺乳时,指导产妇先在损伤轻的一侧乳房哺乳,以减轻对另一侧乳房的吸吮力。

（3）哺乳后,指导产妇挤出少许乳汁涂在乳头和乳晕上,短暂暴露和干燥乳头。穿戴棉质宽松内衣和胸罩,并放置乳头罩,以利于空气流通。

（4）若乳头疼痛剧烈,可停止母乳喂养24 h,指导产妇挤出乳汁用小杯或小匙喂养婴儿。

（5）指导产妇喂哺时采取正确的含接姿势,把乳头和大部分乳晕送到婴儿口中。

16. 促进母乳喂养成功最重要的措施是什么?

早吸吮、母婴同室、按需哺乳。

17. 母乳喂养有哪些好处?

（1）对婴儿:提供营养,促进发育;提高免疫力,预防疾病;保护牙齿;有利于心理健康;有益于婴儿大脑发育;经济卫生。

（2）对产妇:预防产后出血;避孕;降低女性癌的危险性。

18. 简述哺乳的注意事项。

（1）哺乳前清洗双手,清洁并轻轻按摩乳房。

（2）挤压乳晕周围组织,挤出少量乳汁后刺激婴儿吸吮,当婴儿口张大、舌向下的一瞬间把乳头和大部分乳晕送入婴儿口中,一只手托扶乳房。

（3）婴儿面颊向外鼓起,听到吞咽乳汁的声音。

（4）每次哺乳,应两侧乳房交替进行,并挤空剩余乳汁。

（5）哺乳结束时,不要强行用力拉乳头。

19. 试述新生儿疫苗接种的注意事项。

（1）接种者应持证上岗。

（2）疫苗应保存在冰箱内(2～8℃),疫苗打开后在2 h内用完。

（3）不可在新生儿同一上臂接种不同的疫苗。

（4）接种完毕发放接种单给产妇,交待注意事项,做好登记工作。

乙肝疫苗接种注意事项：

① 接种前严格检查疫苗的批号、质量，核对产妇的床号、姓名，新生儿性别。

② 选择新生儿右上臂外侧三角肌皮下注射，遵医嘱注射 5 μg 或 10 μg。

③ 新生儿出生后 24 h 内注射。

卡介苗接种注意事项：

① 接种前严格检查疫苗的批号、质量，以及新生儿全身皮肤情况，核对产妇的床号、姓名，新生儿性别、出生日期、体重、胎龄。

② 选择新生儿左上臂三角肌外下缘皮内注射，注入 0.1 ml。

③ 严格掌握适应证、禁忌证和注射要求。

④ 注射完一人再进行第二人注射时，需摇动并反复抽吸药液。

⑤ 多余的菌苗应用 75% 乙醇灭活再焚烧，不可随意丢弃。

20. 流产的临床表现及类型有哪些?

临床表现：停经 28 周以前，尤其是在停经 12 周以前出现阴道流血和下腹部疼痛。

类型：先兆流产、难免流产、不全流产、完全流产。

21. 流产有哪三种特殊情况? 稽留流产术前应做好哪些准备?

流产的三种特殊情况：稽留流产、习惯性流产、流产合并感染。

稽留流产术前应做好凝血功能检查，如出血时间、凝血时间、血小板计数、血纤维蛋白原测定等，并做好备血、输血准备工作。

22. 早产的护理要点有哪些?

（1）指导孕妇绝对卧床休息，取左侧卧位，给予氧气吸入。

（2）严密观察孕妇的全身情况，如腹痛，阴道流血、流液，以及胎心音的变化。

（3）遵医嘱给药，减少刺激，尽量避免肛查及阴道检查。

（4）做好分娩的准备工作，观察产程进展和胎心音的变化。

（5）早产儿的护理:保持室内空气流通,不要摇晃婴儿入睡;母乳是早产儿的理想食物;观察体温、皮肤颜色、呼吸是否规则、黄疸的时间和程度、脐部有无感染、吃奶量以及大小便情况等。

（6）出院指导:指导产妇正确喂养和预防接种;定期到医院进行健康体检。

23. 异位妊娠的临床表现有哪些？疑有腹腔内出血病人用什么简单、可靠的诊断方法？

临床表现:

（1）症状:6～8周停经史、腹痛、阴道流血淋漓不断、晕厥与休克、腹部包块。

（2）体征:出血多可有贫血貌,甚至休克征象、腹部压痛及反跳痛(患侧为重)、后穹隆饱满有触痛。

简单、可靠的诊断方法:即阴道后穹隆穿刺,若抽出暗红色不凝血,提示腹腔内有血,结合 HCG 测定、B 超检查应立即手术治疗。

24. 异位妊娠病人术前、术后的护理内容有哪些？

（1）病人入院后立即平卧位、吸氧、保暖,快速建立静脉通道,急查血型、血常规,做好输血准备。测生命体征,观察病人意识状态、皮肤颜色、四肢温度、腹痛情况、尿色与尿量,配合医生纠正休克。

（2）配合医生做好检查:后穹隆穿刺、B 超、完成各项化验检查。禁食、禁水,送手术通知单,迅速完成术前准备,必要时护送病人去手术室,做好交接班。

（3）术后:按术后护理常规密切观察病情,执行术后医嘱,观察病人的睡眠、伤口有无渗血、管道是否通畅、是否有阴道出血、腹痛、发热等情况。

25. 何谓前置胎盘？期待疗法的护理要点是什么？

前置胎盘:妊娠 28 周后,胎盘附着于子宫下段或胎盘边缘达到或覆盖宫颈内口处,位置低于胎先露部,称前置胎盘。

期待疗法的护理要点:

（1）绝对卧床休息,提供生活护理。

（2）加强营养，给予高蛋白、高维生素、富含微量元素的饮食。

（3）严密观察生命体征，注意阴道流血情况，如有异常，立即向医生汇报。

（4）尽量减少刺激，严禁肛查及阴道检查，注意胎心变化，教会病人自己监测胎动，必要时进行胎心监护。

（5）间断吸氧，每日吸氧 3 次，每次 1 h。

26. 何谓胎盘早剥？其并发症有哪些？护理要点是什么？

胎盘早剥：妊娠 20 周或分娩期，正常位置的胎盘在胎儿娩出前，部分或全部从子宫壁剥离，称胎盘早剥。

并发症：

（1）母体：产后出血、羊水栓塞、急性肾衰竭，严重时可导致 DIC。

（2）胎儿：急性缺氧、新生儿窒息、早产。

护理要点：

（1）纠正休克，迅速建立静脉通路，做好输血准备。

（2）严密观察病情，及时发现并发症。

（3）一旦确诊，立即终止妊娠，做好相应准备。

（4）分娩后及时给予宫缩剂，并配合子宫按摩，防止产后出血。

（5）产褥期应加强营养，纠正贫血。

（6）保持会阴部清洁，防止感染。

27. 应用硫酸镁治疗妊娠高血压疾病时的注意事项有哪些？

应用硫酸镁治疗妊娠高血压疾病时应密切监测患者血压，同时用药前、用药中、用药后均需注意观察：

（1）膝反射必须存在。

（2）呼吸频率≥16 次/min。

（3）尿量 24 小时≥600 ml 或每小时≥25 ml。

（4）备好解毒剂：10% 葡萄糖酸钙。

28. 子痫患者的护理要点有哪些？

（1）控制抽搐：遵医嘱使用镇静药物，如硫酸镁。

（2）病情监测：严密监测生命体征、液体的出入量、胎心音，尽早发现脑水肿、肺水肿、急性肾衰竭、胎盘早剥等并发症。

（3）减少刺激：置于单人暗室，保持空气流通，避免声、光的刺激；一切治疗与护理操作尽量轻柔、集中，避免干扰。

（4）专人护理，防止受伤：加用床档，防止跌伤；如有假牙应取出，并在上、下臼齿间放置缠有纱布的压舌板，以防咬伤。

（5）及时发现产兆，做好终止妊娠和抢救母儿的准备。

29. 多胎妊娠孕产妇护理要点有哪些？

妊娠期护理要点：

（1）补充足够营养，进食高蛋白、高维生素等食物，适时补充叶酸和钙剂。

（2）防止早产，每日增加卧床休息的时间，减少活动量。

（3）积极防治妊娠期并发症，监测血压和尿蛋白的变化，发现妊娠期高血压疾病及时治疗；动态观察血胆汁酸及肝功能变化，积极治疗妊娠期肝内胆汁淤积症。

分娩期护理要点：

（1）在产程中应加强生活护理及心理护理，保证产妇良好的体力。

（2）严密观察胎心变化、宫缩情况及产程进展。

（3）第二产程必要时行会阴侧切，减轻胎头受压。第一胎儿娩出后立即夹紧脐带，助手在腹部固定第二胎儿为纵产式，如等待15 min仍无宫缩立即汇报医生处理。产程中应密切观察，尽早发现脐带脱垂或胎盘早剥等。

（4）积极防止产后出血，临产前应备血，建立静脉通道，胎儿娩出后立即使用宫缩剂，腹部放置沙袋，以腹带紧裹腹部，防止腹压骤降引起休克。

30. 如何做好产妇心力衰竭的急救配合？

（1）协助产妇采取半卧位或坐于床上，双腿下垂。

（2）吸氧：给予 6～8 L/min 的高流量鼻导管吸氧或面罩加压给氧，在氧气湿化瓶内加入 50%乙醇。

（3）遵医嘱正确使用药物，观察疗效和不良反应。

（4）病情观察：严密监测血压、呼吸、血氧饱和度、电解质，观察病人的意识状态、皮肤颜色及温度、咳嗽、咳痰的变化等并记录。

31. 妊娠合并心脏病产妇产褥期的护理要点有哪些？

（1）活动与休息：应保证充足的睡眠和休息，在心功能允许的情况下，鼓励产妇尽早下床活动。

（2）预防便秘：合理饮食，多食蔬菜、水果，必要时用缓泻剂。

（3）病情观察：产后 3 日内，观察产妇的生命体征、心功能状况。

（4）预防感染：做好会阴和皮肤的护理，遵医嘱应用抗生素达1 周或更长时间。

（5）指导新生儿喂养：心功能三级及以上者不宜哺乳，应及时退乳，但不宜采用雌激素退乳。

（6）避孕指导：不宜选用避孕药和宫内节育器避孕。

32. 妊娠期糖尿病对母儿的影响是什么？

（1）对母亲的影响：流产、妊娠期高血压疾病、羊水过多、难产及感染率增加。

（2）对胎儿的影响：使胎儿畸形、巨大儿、早产的发生率明显增加。

（3）对新生儿的影响：容易发生低血糖、呼吸窘迫综合征，围生儿死亡率高。

33. 胎膜早破的护理要点有哪些？

（1）防止脐带脱垂：绝对卧床休息，采取侧卧或平卧位，提供生活护理。

（2）观察羊水情况：观察羊水量、颜色、性状、气味等，观察宫缩情况,做好分娩准备。

（3）预防感染:保持会阴部清洁,每日用消毒液擦洗会阴两次,必要时遵医嘱使用抗生素,同时注意有无体温升高、脉搏加快、白细胞计数增多等。

（4）密切观察胎儿宫内情况。

34. 何谓产后出血? 产后出血最主要原因及护理措施有哪些?

产后出血:是指胎儿娩出后 24 h 内失血量超过 500 ml。

子宫收缩乏力是产后出血的最主要原因。

护理措施:

（1）预防措施:第一产程严密观察产妇宫缩情况;第二产程胎肩娩出后及时使用宫缩剂;第三产程正确处理胎盘娩出和准确测量阴道流血量。

（2）病情观察:产后 24 h 后,密切观察生命体征及阴道出血量。

（3）促进子宫收缩:按摩子宫,应用宫缩剂,填塞宫腔,早期哺乳等。

（4）基础护理:做好饮食指导,协助病人保持会阴清洁。

二、妇　　科

1. 月经史的描述为 $12\dfrac{6}{28-30}$ 代表什么意义?

表示该患者的月经史为:12 岁初潮,月经周期为 28～30 天,经期为 6 天。

2. 如何放置阴道窥器?

放置阴道窥器时,将阴道窥器前后两叶前端合拢,表面涂润滑剂,检查者用左手分开两侧小阴唇,右手持阴道窥器沿阴道后侧壁斜行缓慢插入阴道内,边进入边旋转并逐渐张开两叶,暴露子宫颈、阴道壁、阴道穹隆部。检查完毕后合拢阴道窥器上下两叶取出。

3. 盆腔炎性疾病包括哪些？急性期应采取什么体位？

包括子宫内膜炎、输卵管卵巢脓肿、输卵管炎及盆腔腹膜炎。急性期应采取半卧位，以利于炎症的局限与吸收。

4. 简述坐浴的方法。

（1）根据医嘱教会患者液体配制的浓度，如：1∶5000 呋喃西林、1∶5000 高锰酸钾、4%碳酸氢钠等。

（2）水温：40℃左右。

（3）时间：15～30 min。

（4）注意事项：坐浴时要使患者会阴部浸没于溶液中，患者月经期、阴道出血、妊娠后期、盆腔器官急性炎症期忌坐浴。

5. 梅毒的处理原则有哪些？

处理原则是早期确诊，及时治疗，用药足量，疗程规范。治疗首选青霉素，如青霉素过敏可选用红霉素或多西环素。

6. 什么是次全子宫切除术？

次全子宫切除术指切除子宫体，保留子宫颈的手术方式，多适用于子宫体良性病变而宫颈正常的年轻妇女。

7. 手术前观察发现病人哪些情况需要汇报医生决定是否暂停手术？

术前观察病人有发热、血压过高、过度恐惧、月经来潮等，及时通报医生决定是否暂停手术。

8. 妇科病人腹部手术前护理要点有哪些？

（1）心理支持。

（2）皮肤准备：术前即刻备皮，尽可能使用无损伤性剃毛刀，范围是上至剑突下，下至两大腿上 1/3，两侧至腋中线，外阴部阴毛应完全清除。

（3）胃肠道准备：术前一日用 1%的肥皂液或生理盐水灌肠，

必要时遵医嘱给予口服缓泻剂(如33%硫酸镁100 ml或20%甘露醇250 ml＋5%葡萄糖盐水500 ml)再灌肠。术前晚可进易消化食物,术前6～8 h禁食,术前4～6 h禁水。手术有可能累及肠道时,应在术前3日开始进无渣半流,遵医嘱口服肠道杀菌剂,术前日进流质,术前晚、术晨遵医嘱清洁灌肠。

(4)阴道准备:术前3日开始,用0.25%碘伏溶液擦洗阴道及宫颈,遵医嘱每日1～2次,并在术晨再次同样擦洗。

(5)膀胱准备:术前常规留置导尿。

9. 妇科腹部手术患者术后回室时护理要点有哪些?

(1)床旁交接:了解术中情况,立即测脉搏、呼吸、血压,观察神志、意识、各种管道的固定和通畅情况、伤口敷料及皮肤情况并记录。

(2)安置体位:去枕平卧6～8 h以后协助病人翻身。

(3)观察生命体征:一般情况下,术后2～6 h内,每半小时测量一次血压、脉搏、呼吸并记录,平稳后按医嘱测量。观察体温情况。

(4)伤口及疼痛护理:充分评估患者伤口疼痛情况,及时采取护理措施。

10. 妇科患者术后主要护理措施有哪些?

(1)尿管护理:保持尿管通畅,防止尿管扭曲、堵塞、脱落。观察尿量和颜色并记录。每日用0.5%～1%碘伏擦洗外阴2次,每周更换集尿袋1～2次,鼓励患者每日饮水2000～2500 ml。尿管留置时间较长的患者,拔管前3日开始夹闭尿管,每2～4小时开放一次。拔管后应鼓励患者自行排尿。

(2)引流管护理:术后认真交接,妥善安置固定,防止脱落、折叠,保证负压引流通畅,观察引流液颜色和量。若有异常立即通知医生及时处理。

(3)腹胀护理:热敷并顺时针按摩腹部,鼓励患者床上活动、早期下床,也可行肛管排气。若形成肠梗阻者,应遵医嘱禁食、补液,必要时行胃肠减压。

11. 妇科患者术后发生下肢深静脉血栓的高危人群有哪些？如何预防？

肥胖、高血脂、老年女性，或手术范围较大的患者，由于术后卧床时间长，活动减少，特别是行盆腔淋巴结清扫术后，下肢淋巴回流受阻，容易发生下肢深静脉血栓。

指导并协助患者翻身、活动双下肢、用温水泡脚等，同时教会家属帮助患者进行肢体活动。

12. 妇科腹部手术术后如何做好康复指导？

（1）饮食：术后 6 h 开始进少许开水、米汤、菜汤等流质，但应避免牛奶、豆浆、糖开水等产气流质；肛门排气后，指导病人进食稀饭、面条等半流质饮食并逐渐向普通饮食过渡。应多进食高蛋白、高营养、高维生素、易消化食物。

（2）活动：手术后 6～8 h 开始床上翻身，活动并按摩双下肢，一般术后 24～36 h 后应鼓励并协助其下床活动，子宫根治术等大手术后患者 3～5 日后应下床活动。

13. 妇科腹部手术患者出院指导有哪些？

（1）用药指导：告知药物名称、剂量、目的、方法、不良反应及应对措施。

（2）活动指导：全子宫切除术后，阴道残端伤口愈合阶段，患者应减少活动；手术后 2 个月内，应避免提举重物及跳舞、久站、体育锻炼等活动。

（3）性生活指导：术后 1 个月内，应避免性生活；全子宫切除术患者，一般在术后 2～3 个月内，阴道残端伤口未愈合前应避免性生活，待术后复查、全面了解身体康复状况后，可恢复正常性生活。

14. 妇科需要急诊腹部手术的疾病有哪些？如何处理？

妇科需要急诊腹部手术的疾病包括异位妊娠、卵巢肿瘤蒂扭转、卵巢黄体破裂等。

接待需急诊手术的患者时，应冷静、快速、动作敏捷，在最短时间内扼要、重点地了解病史,初步做出判断,及时通知医生,密切配合医生做好手术前准备。

（1）妥善安置患者,提供安全环境。

（2）密切配合医生完善相关检查和治疗措施,如血液、尿液检查,快速建立静脉通道,给氧等。

（3）密切观察生命体征和病情变化,并做好记录。

（4）迅速完善术前准备,如备皮、备血、更衣,但一般不灌肠。

（5）配合医生向患者家属讲解疾病和手术相关知识,以取得家属的同意和配合。

15. CIN 代表什么意义？分哪几级？

CIN 指宫颈上皮内瘤变,是一组与宫颈浸润癌密切相关的癌前病变,反映了宫颈癌发生发展过程中的连续状态,其中包括:宫颈不典型增生和宫颈原位癌。

分 3 级:

Ⅰ级:轻度不典型增生(CINⅠ);

Ⅱ级:中度不典型增生(CINⅡ);

Ⅲ级:重度不典型增生(CINⅢ)。

16. 宫颈癌早期最典型的症状是什么？三阶梯诊断法是什么？

宫颈癌病人早期最典型的症状是接触性阴道出血。

三阶梯诊断法:① 宫颈刮片细胞学检查;② 阴道镜检查;③ 宫颈活组织检查。

17. 如何指导卵巢肿瘤患者术后随诊？

（1）良性肿瘤手术后 1 个月常规复查。

（2）恶性肿瘤病人在化疗期间,应指导、督促、协助患者克服困难,完成治疗计划。

（3）卵巢癌易复发,治疗结束后应长期随访监测,一般第一年内每 3 个月复查 1 次;第二年后,每 4～6 个月复查 1 次;5 年后,每年随访一次。

18. 子宫内膜癌的主要症状是什么？

子宫内膜癌早期无明显症状，随病程进展，可出现以下症状：

（1）阴道流血：尤其是绝经后阴道流血。

（2）阴道排液：早期多为血性或浆液性排液，晚期可有恶臭。

（3）晚期可有疼痛、贫血、消瘦等恶病质表现。

19. 外阴阴道手术后如何针对个体疾病进行体位指导？

（1）处女膜闭锁及有子宫的先天性无阴道患者，术后应采取半卧位。

（2）行阴道前后壁修补的患者应以平卧位为宜，禁止半卧位。

（3）外阴癌行根治术后的患者应采取半卧位，双腿外展屈膝，膝下垫软枕。

20. 外阴阴道手术术前、术后肠道护理的要点是什么？

应控制首次排便的时间，以利于伤口愈合。术前 3 天一般给予少渣或无渣饮食，术前 1 天禁食。术后遵医嘱给予抑制肠蠕动的药物，以控制术后 5 天内不排便。排便前给予粪便软化剂，避免排便困难影响手术伤口愈合。

21. 外阴癌手术后伤口护理的要点是什么？

（1）保持外阴清洁、干燥。按时擦洗会阴，及时更换敷料，保持伤口干燥。

（2）注意观察伤口无红、肿、痛等感染征象；有植皮者应注意皮瓣的湿度、温度和颜色等。

（3）加强管道护理。保持伤口引流管的通畅，注意引流液的量、颜色、性状等，同时做好尿管的护理。

（4）拆线后护理。嘱病人减少活动，避免伤口渗血或裂开。

22. 压力性尿失禁的检查方法是什么？

病人取膀胱截石位，嘱病人咳嗽，观察有无尿液自尿道口溢出。若有尿液溢出，评估者用食、中两指伸入阴道内，分别轻压阴道前壁尿道两侧，再嘱病人咳嗽，若尿液不再溢出，提示病人有压力性尿失禁。

23. 子宫脱垂手术后的护理要点有哪些？

（1）除按一般外阴、阴道手术患者的护理外，应卧床休息7～10天。

（2）尿管留置10～14天。

（3）避免增加腹压的动作，如蹲位、咳嗽等，术后用缓泻剂预防便秘。

（4）每日行外阴擦洗，观察阴道分泌物的情况，并遵医嘱按时、按量应用抗生素预防感染。

24. 功能失调性子宫出血药物治疗时特别需注意的是什么？如何指导患者正确使用性激素？

用性激素治疗时要特别注意用药时间、剂量的准确性，以维持药物的有效血液浓度，达到治疗效果。

指导病人正确使用性激素时应该：

（1）重点交班，治疗牌须醒目标记。

（2）指导患者按时按量用药，不能随意停用或漏服药物，以免因血药浓度不稳定引起子宫出血。

（3）嘱患者必须在血止后开始减量，每3日减量一次，每次减量少于原剂量的1/3，直至维持量。

（4）告知病人及家属，若治疗期间出现不规则阴道出血，需及时就诊。

25. 简述葡萄胎患者出院指导的内容？

应鼓励病人及家属参与院外康复计划，说明随访的重要性。随访的内容包括：

（1）有无异常阴道流血，有无咳嗽、咯血及其转移病灶。

（2）HCG定量测定：葡萄胎清宫后每周1次HCG定量测定，直至连续3次正常，后每个月1次，持续至少半年。此后每半年1次，共随访2年。

（3）B超、胸部X线摄片或CT检查。

26. 妇科恶性肿瘤患者化疗后口腔溃疡的处理方法是什么?

（1）保持口腔清洁,使用软毛牙刷刷牙或漱口,进食前后用消毒液漱口。

（2）避免刺激性食物,给予温凉的流食或软食。

（3）进食前 15 min 用丁卡因溶液涂敷溃疡面,以减少进食疼痛,进食后漱口,用锡类散或冰硼散等局部涂抹。

（4）鼓励病人进食,促进咽部活动,减少咽部溃疡引起充血、水肿、结痂。

（5）如口腔局部有黏膜溃疡,则应做溃疡面分泌物培养和药敏试验,根据检测结果选用抗生素和维生素 B_{12} 溶液混合涂于溃疡面,促进愈合。

27. 何谓基础体温? 如何测量?

基础体温指机体经过较长时间(6～8 h)睡眠醒来后,未进行任何活动时所测得的体温。

测量方法:每日清晨醒来时,不作任何活动(包括谈话、起身等),先在床上测体温 3～5 min,并记录,连续 3 个月不间断。

28. 避孕的常用方式有哪些? 宫内节育器放置时间及术后指导是什么?

避孕常用方式有激素避孕、工具避孕、安全期避孕法等。

宫内节育器放置时间:

（1）月经干净 3～7 日无性交。

（2）人工流产术后宫内立即放置。

（3）正常产后 42 日子宫恢复正常大小、恶露已净、会阴切口愈合者。

（4）剖宫产术后 6 个月。

（5）哺乳期排除早孕者。

术后健康指导:

（1）术后休息 3 日,忌体力劳动 1 周。

（2）术后禁性生活、盆浴 2 周。

（3）保持外阴部清洁。

（4）术后3个月内每次行经或排便时注意有无宫内节育器脱落。

（5）术后3、6、12个月各复查1次，以后每年复查1次，直至取出。

（6）术后可有少量阴道出血及下腹部不适，无需特殊处理。若有发热、下腹痛加剧、阴道流血量增多、分泌物异常等，随时就诊。

29. 药物流产的适应证有哪些？

（1）停经49日以内，确诊为宫内妊娠，本人自愿要求使用药物终止早期妊娠的健康妇女。

（2）人工流产手术的高危对象，如瘢痕子宫、多次手术流产等。

（3）对人工流产手术有疑虑或恐惧心理者。

第六章 儿 科

1. 小儿体格生长常用指标有哪些?

小儿体格生长常用指标有体重、身长、头围、胸围、上臂围、皮下脂肪厚度等。

婴幼儿身
长测量

2. 简述婴儿喂养添加辅食的原则。

（1）添加方式：根据小儿营养需要及消化能力循序渐进，适应一种食品后再增加一种，从少到多，从细到粗，由稀到稠，逐步过渡到固体食物。

婴幼儿体
重测量

（2）添加时机：患病期间不添加新的辅食，炎热天气应慎添新的辅食。

（3）食物质量：添加食品应单独制作，不要以成人食物代替辅食。

（4）可添加新辅食的指标：软便、入睡好、体重增加规则、喜进食。

3. 足月新生儿有哪些特殊的生理状态?

足月新生儿特殊的生理状态：① 生理性体重下降；② 生理性黄疸；③ 假月经及乳腺肿大；④ 上皮珠；⑤ 粟粒疹。

4. 简述早产儿的护理要点。

早产儿是指胎龄未满 37 周的活产新生儿。护理要点：① 保持体温恒定；② 维持有效呼吸；③ 合理喂养；④ 预防感染；⑤ 密切观察病情变化；⑥ 发展性照顾。

5. 营养不良患儿最早出现的症状有哪些? 试述营养不良患儿皮下脂肪减少的顺序?

营养不良患儿最早出现的症状：体重不增，随后患儿体重下降。

营养不良患儿皮下脂肪减少的顺序：首先累及腹部→躯干→

臀部→四肢→面部。因皮下脂肪减少首先发生于腹部,故腹部皮下脂肪层厚度是判断营养不良程度的重要指标之一。

6. 简述婴儿手足搐搦症惊厥发作时的紧急处理措施。

(1)保持呼吸道通畅:将患儿平卧头偏向一侧,清除口鼻分泌物。

(2)立即吸氧。

(3)控制惊厥:按医嘱立即使用镇静剂、钙剂。可用10%水合氯醛,每次 40～50 mg/kg,保留灌肠;或地西泮,每次 0.1～0.3 mg/kg,肌内或静脉注射。用 10%葡萄糖酸钙 5～10 ml 以 10%～25%葡萄糖液稀释 1～3 倍后缓慢静脉推注(10 min 以上)或静脉滴注,若注射过快可引起血钙骤升发生心跳骤停。在缺乏医疗条件或医生到来前可试用指压(针刺)人中、十宣穴的方法来制止惊厥。

7. 婴儿易发生溢乳的原因有哪些? 如何预防?

原因:婴儿胃呈水平位,幽门括约肌发育良好而贲门括约肌发育不成熟,胃容量小,加上吸奶时常吞咽过多空气,因此易发生溢乳。

预防措施:

(1)体位:新生儿和小婴儿的体位以前倾俯卧位为最佳,上身抬高 30°。年长儿在清醒状态下最佳体位为直立位和坐位,睡眠时保持右侧卧位,将床头抬高 20～30 cm,以促进胃排空,减少反流频率及反流物误吸。刚吃完奶后,不要突然改变体位或挤压,以免诱发溢奶。

(2)合理喂养:少量多餐;防止在吸奶时,吞入太多的空气,如喂养奶瓶应倒立,使奶嘴充满乳液;控制吃奶的速度,不能过急等。

8. 小儿轮状病毒肠炎(又称秋季腹泻)的临床特点有哪些?

(1)发病年龄:多见于 6 个月至 2 岁的婴幼儿。

(2)起病情况:起病急,常伴有上呼吸道感染症状。

（3）大便次数、量及性状：大便每日几次到几十次，量多，为黄色水样或蛋花汤样，无腥臭味，常并发脱水、酸中毒。

（4）病程：自限性疾病，病程为3～8天。

9. 腹泻患儿的补液原则及补液方法是什么？

腹泻患儿的补液原则：应遵循先快后慢、先浓后淡、先盐后糖、见尿补钾及防惊补钙、补镁等原则。

腹泻患儿的补液方法：

（1）口服补液：适用于轻、中度脱水。

（2）静脉补液：适用于中度以上脱水或吐泻严重的患儿。应定量、定性、定速。重度脱水伴有周围循环衰竭时，应首先迅速滴入或直接静脉推注等张含钠液，按 20 ml/kg（总量不超过 300 ml）于 30～60 min 内静脉输入。累计损失量应于 8～12 h 内补足。继续损失量、生理需要量则在补充累计损失量后的 12～16 h 内均匀输入。

10. 腹泻患儿的饮食护理要点有哪些？

（1）腹泻脱水患儿除严重呕吐者暂禁食4～6 h(不禁水)外，均应继续进食。

（2）母乳喂养者应继续哺乳，暂停辅食。

（3）人工喂养者，喂米汤或稀释的牛奶等，腹泻次数减少后，给予半流质如粥、面条等，少量多餐，逐步过渡到正常饮食。

（4）病毒性肠炎多有双糖酶缺乏，不宜用蔗糖，对疑似病例暂停乳类，可用豆制代用品。

（5）腹泻停止后，继续给予营养丰富的饮食，每日加餐1次，共2周。

11. 简述护理评估腹泻患儿重度脱水的主要依据。

护理评估腹泻患儿重度脱水的主要依据是出现外周循环衰竭症状。表现为四肢厥冷、皮肤发花、血压下降、少尿或无尿等休克症状。

12. 保证患儿呼吸道通畅的措施有哪些?

（1）根据病情采取合适的体位并经常更换,翻身拍背,以利于肺扩张及呼吸道分泌物的排除。

（2）指导和鼓励患儿进行有效的咳嗽,帮助清除口鼻分泌物。

（3）根据病情和病变部位进行体位引流。

（4）分泌物黏稠者应用超声雾化、气泵等。

（5）呼吸道分泌物过多影响呼吸时,应用吸引器吸痰。

13. 简述区别小儿轻症、重症肺炎的重要依据。

区别轻症、重症肺炎的重要依据是除呼吸系统表现外有其他系统(循环系统、神经系统、消化系统)受累的表现及全身中毒症状明显。

14. 小儿肺炎时预防心力衰竭的护理措施有哪些?

（1）休息:让患儿采取半卧位休息,并保持安静。可给患儿安抚,尽量减少刺激,必要时按医嘱给予镇静剂。

（2）控制输液速度:滴速控制在每小时 5 ml/kg 体重。

（3）密切观察病情:若出现心力衰竭的表现(患儿出现烦躁不安、面色苍白、呼吸加快、心率突然加速等),应及时通知医生,按心力衰竭进行护理。

15. 简述先天性心脏病的分类。

根据左右心腔或大血管间有无分流和临床有无青紫,先天性心脏病可分为 3 类:

（1）左向右分流型:常见房、室间隔缺损或动脉导管未闭。

（2）右向左分流型:常见法洛四联征、完全性大动脉转位。

（3）无分流型:梗阻型常见肺动脉口狭窄等,反流型如二尖瓣关闭不全等。

16. 如何早期识别手足口病重症病例?

手足口病重症病例早期识别具有以下特征(尤其 3 岁以下的患者,有可能在短期内发展为危重病例,应密切观察病情变化,进行必要的辅助检查,有针对性地做好救治工作):

（1）持续高热不退。

（2）精神差、呕吐、易惊、肢体抖动、无力。

（3）呼吸、心率增快。

（4）出冷汗、末梢循环不良。

（5）高血压。

（6）外周血白细胞计数明显增高。

（7）高血糖。

第七章　危重症科

1. 如何选择心电监护的导联?

答:通常有三个导联和五个导联。

三导联:① 负极(红):右锁骨中点下缘;② 正极(黄):左腋前线第 4 肋间;③ 接地电极(黑):剑突下偏右。

五导联:① 右上(RA):胸骨右缘锁骨中线第 1 肋间;② 左上(LA):胸骨左缘锁骨中线第 1 肋间;③ 右下(RL):右锁骨中线剑突水平处;④ 左下(LL):左锁骨中线剑突水平处;⑤ 胸导(C):胸骨左缘第 4 肋间。

2. 应用心电监护导联的注意事项有哪些?

(1) 入 ICU 后即行 12 导联常规心电图记录,作为综合分析心脏电位变化的基础。

(2) 放置监护导联电极时,必须留出并暴露一定范围的心前区,以不影响做常规导联监测和除颤时放置电极板。

(3) 放置电极前应清洁局部皮肤,以免影响心电监测效果。

(4) 应选择最佳的监护导联,以获得清晰的心电图波形。

(5) 注意避免各种干扰所致的伪差。

3. 心电监护仪心电波形的观察要点有哪些?

(1) 观察心电图是否有 P 波,P 波是否规则出现,形态、高度和宽度有无异常。

(2) 观察 QRS 波形是否正常,有无漏搏。

(3) 观察 ST 段有无抬高或者降低,如有异常发现及时行床边心电图检查以明确有无心肌缺血或心肌梗死的发生。

(4) 观察 T 波是否正常。

(5) 注意有无异常波形出现。

(6) 根据病情需要设置报警范围,出现报警时需及时明确原因，及时处理。

4. 使用血管活性药物的注意事项有哪些？

（1）使用血管活性药物需用微量注射泵。

（2）严密监测生命体征。根据血压、心率等参数的变化，随时调整血管活性药物的输入速度和浓度。

（3）血管活性药物应尽量从中心静脉输入。

（4）不要与测量中心静脉压及其他静脉补液在同一静脉管路。

（5）加强对输注部位的观察，避免药液渗漏至血管外。

（6）同时使用多种药物时，应注意药物的配伍禁忌。

5. 如何预防和处理人工气道的意外拔管？

（1）正确地固定气管插管和气管切开管，每日检查，并及时更换固定胶布或固定带，气管切开管固定带应系方结，固定节应系紧，与颈部的间隙不应超过两指。

（2）检查气管插管深度，插管远端应距隆突 2～4 cm，过浅易脱出。

（3）颈部较短的肥胖者，如气管切开管较短，则头部活动时，易使导管脱出至皮下组织及脂肪组织中，引起呼吸道梗阻，此类患者应选用较长的气管切开管。

（4）对于烦躁或意识不清的患者，宜用约束带将其手臂固定防止拔管。

（5）呼吸机管道不宜固定过牢，应具有一定的活动范围，以防患者翻身或头部活动时导管被牵拉而脱出。

6. 何谓人工气道？

人工气道是将导管经上呼吸道置入气管或直接置入气管所建立的气体通道。最常见的人工气道是气管插管（经口、经鼻）和气管切开。

7. 人工气道吸痰时的特点及注意事项？

（1）吸痰管的选择：应选择光滑、远端有侧孔、长度

应用呼吸机
病人吸痰

足够达到人工气道远端、且外径不超过人工气道内径一半的吸痰管。

（2）吸痰的负压：成人为 200～300 mmHg。

（3）吸痰前必须预充氧气，使体内获得氧储备。

（4）吸痰管插到气管插管远端前，不能带负压，避免过度抽吸肺内气体引起肺萎缩。

（5）插入吸痰管过程中，如感到有阻力，则应将吸痰管后退 1～2 cm，以免引起支气管过度嵌顿和损伤。

（6）在吸痰管逐渐退出的过程中打开负压吸痰，抽吸时应旋转吸痰管，间断使用负压，可减少黏膜损伤，而且抽吸更为有效。

（7）吸痰管在气道内的时间不应超过 10～15 秒，从吸痰开始到恢复通气和氧合的时间不应超过 20 秒。

（8）抽吸期间密切观察心电监护，一旦出现心律失常或呼吸窘迫，应立即停止吸痰，并吸入纯氧。

（9）按需吸痰，频繁过多的吸引易引起气道黏膜损伤；痰液多、黏稠时加强气道湿化，加强翻身拍背。

（10）注意无菌操作。

8. 吸痰时如何根据痰液性状判断痰液黏度及其临床意义？

不同黏度的痰液反映不同的临床情况。痰液黏度分 3 度：

（1）Ⅰ度（稀痰）：痰如米汤或泡沫样，吸痰后玻璃接头内壁上无痰液滞留；提示感染较轻，如量过多提示湿化过度。

（2）Ⅱ度（中度黏痰）：痰的外观较Ⅰ度黏稠，吸痰后有少量痰液在玻璃接头内壁滞留，但易被水冲洗干净，提示有较明显的感染，需加强抗感染的措施。

（3）Ⅲ度（重度黏痰）：痰的外观明显黏稠，常呈黄色，吸痰管常因负压过大而塌陷，玻璃接头内壁上滞有大量痰液且不易用水冲净。提示有严重感染或气道湿化不足。

9. 气道湿化常用的方法有哪些？气道湿化的评价标准是什么？

方法：① 保证充足的液体供应；② 使用加温湿化器；③ 湿热

交换器,又称人工鼻;④ 雾化吸入;⑤ 气道冲洗。

评价标准:

(1) 湿化满意:① 痰液稀薄,能顺利吸出或者咳出;② 人工气道内无痰栓;③ 听诊气道内无干鸣音或大量的痰鸣音;④ 呼吸道通畅患者安静。

(2) 湿化过度:① 痰液过度稀薄,需不断吸引;② 听诊气道内痰鸣音较多;③ 患者频繁咳嗽,烦躁不安,人机对抗;④ 可出现缺氧性发绀、经皮血氧饱和度下降及心率、血压改变等。

(3) 湿化不足:① 痰液黏稠,不易咳出或者吸出;② 听诊气道内有干鸣音;③ 人工气道内可形成痰痂;④ 患者可出现突然的吸气性呼吸困难、烦躁、发绀及脉搏血氧饱和度下降等。

10. 人工气道气囊压力监测的意义有哪些? 气囊内压力的正常值为多少?

气囊压力是决定气囊是否损伤气管黏膜的重要因素。监测意义:气囊充气过多,压力过高,会引起黏膜损伤;压力过低则不能有效地封闭气囊与气管间的间隙。正常气囊压力一般维持在 25～35 cmH_2O。

11. 机械通气时呼吸机常见的报警原因有哪些?

呼吸机高压报警和低压报警、呼吸机高通气量报警和低通气量报警、窒息通气报警、氧浓度监测报警、呼吸频率报警。

12. 何为呼吸机相关性肺炎(VAP)? 如何预防?

呼吸机相关性肺炎(VAP)是指机械通气 48 h 后发生的肺炎。

预防措施:

(1) 严格掌握适应证,做好手卫生、口腔护理。

(2) 使用可吸引气管内导管,定期声门下吸引,维持合适的气囊压力。

(3) 如无禁忌证,抬高床头 30°～45°。

(4) 定期呼吸机设备清洁,避免不必要的频繁更换呼吸机管路,避免过度镇静,每日间断唤醒。

（5）呼吸机湿化液应使用灭菌水，湿化液及滤纸每天更换。

（6）及时倾倒冷凝水，集水杯保持在最低位。

（7）每天评估机械通气的必要性，减少机械通气时间尽早撤机、拔管。

（8）尽量减少使用 H_2 受体拮抗剂、制酸剂。

13. 如何评估患者的心理状态？患者可能存在的心理问题有哪些？

患者的心理状态评估方法有：

（1）观察法：通过对患者的行为表现在自然状态下进行观察。

（2）会谈法：有自然交谈和结构式交谈，一般采用自然交谈法。

（3）调查法：通过座谈、询问、问卷形式进行调查。

（4）心理测试法：应用心理学理论和技术对人们的心理状态和行为表现进行客观标准评价，采用各种量表等。

患者可能存在的心理问题有：① 情绪休克；② 极度恐惧和紧张；③ 无效性否认；④ ICU 综合征；⑤ 自我形象紊乱；⑥ 愤怒与敌对；⑦ 孤独与忧郁；⑧ 呼吸机依赖和 ICU 依赖。

14. CPR 术后高级生命支持有哪些？

（1）优化心肺功能和重要脏器的灌注。

（2）转移/运输到拥有综合心脏骤停后治疗系统的合适医院或 ICU 识别并治疗冠状动脉综合征（ACS）和其他可逆病因。

（3）控制体温以促进神经功能恢复。

（4）预测、治疗和防止多器官功能障碍。

15. 什么是血流动力学和血流动力学监测？

血流动力学：研究血液在心血管系统中流动的一系列物理学问题，即流量、阻力、压力之间的关系，主要观察血液在循环中的运动情况。

血流动力学监测：指依据物理学的定律，结合生理学和病理生理学的概念，对循环中血液运动的规律性进行定量地、动态地、连续地测量和分析，并将这些数字反馈于对病情发展的了解和对临床治疗的指导,可分为无创伤性和有创伤性两大类,可以对患者心脏的前负荷、后负荷心肌的收缩舒张功能做出客观的评价,结合血气分析,还可以进行全身氧代谢的监测,是危重病患者循环功能监测的重要组成部分。

16. 在机械通气过程中,自主呼吸与机械通气对抗的临床表现及处理措施有哪些?

临床表现:自主呼吸激动、呼吸频率增快、与呼吸机不同步,结果导致呼吸困难、通气不足或气体交换不良。清醒病人可表现为猛烈地摇头,疯狂地敲打床边,甚至企图自行拔掉气管导管。呼吸机由于气道压力过高而报警。

处理措施:首先让患者暂时脱离呼吸机,并用简易呼吸器以纯氧进行人工呼吸;检查心肺功能;检查呼吸机;必要时做血气分析,行 X 线检查确定气管导管位置,是否存在肺部病变。针对病因进行处理:调整参数设置;调整呼吸模式,应用镇静药、镇痛药或肌肉松弛药,以减弱自主呼吸。

17. 在机械通气过程中,通气不足的临床表现及处理措施有哪些?

临床表现:① 呼吸急促、烦躁、出汗、发绀、与呼吸机不同步;② 血气分析:$PaCO_2 > 50$ mmHg,有或不伴有低氧血症;③ 头痛、外周血管扩张、意识淡漠,严重者可呈昏迷。

处理措施:① 分析排除可能的外界影响因素;② 加强湿化;③ 充分吸引;④ 必要时更换导管或套管,调整管道的位置等;⑤ 外界因素去除仍有 CO_2 潴留,调整机械通气参数。

18. 在机械通气过程中,通气过度的原因、临床表现及处理措施有哪些?

原因:主要因为控制通气时,每分通气量设置过高,通气量过大或呼吸频率过快,使每分钟通气量增加明显,CO_2 也随之排出过多。

临床表现:动脉血气分析 $PaCO_2 < 35$ mmHg,患者出现兴奋、

谵妄震颤、肌肉痉挛等神经系统兴奋症状。

处理措施:判断产生过度通气的最可能因素,并去除这些影响因素;调整机械通气参数:呼吸频率、潮气量、吸呼比。

19. 在机械通气过程中,低氧血症的临床表现及处理有哪些?

临床表现:动脉血气分析 $PaO_2 < 60$ mmHg。

处理措施:分析原因调整机械通气参数;若低氧血症可能是肺内分流所致,一般首选 PEEP,并根据疗效调整至最佳水平;若低氧血症可能是弥散障碍所致,一般提高吸入氧浓度;若低氧血症可能是通气障碍引起,去除呼吸道分泌物,保持呼吸道通畅,适当增加 TV。

20. 在机械通气过程中,气压伤的临床表现及处理措施有哪些?

临床表现:气胸、纵隔气肿、皮下气肿、气腹;烦躁不安、心率加快、血压下降、气管移位、颈胸部皮下气肿、患侧胸部叩诊呈鼓音、呼吸音消失。

处理措施:气胸诊断明确,立即进行排气减压,胸腔闭式引流;不能排气减压者,如有可能停用呼吸机。

第八章　肿　瘤　科

1. 肿瘤治疗的主要手段有哪些?

肿瘤现有的治疗手段包括手术、放疗、化疗、介入治疗、生物治疗(免疫治疗、基因治疗等)、物理治疗(冷冻、激光、热疗、微波、射频等)、中医中药治疗、造血干细胞移植。

2. 肿瘤的扩散方式有哪些?

(1) 直接蔓延。

(2) 转移,包括淋巴道转移、血道转移和种植性转移。

3. 肿瘤内科治疗常见的并发症与急症有哪些?

① 感染;② 出血;③ 胃肠道穿孔;④ 肿瘤溶解综合征;⑤ 高钙血症;⑥ 上腔静脉压迫综合征;⑦ 脊髓压迫综合征;⑧ 白细胞减少症;⑨ 颅内压增高。

4. 化疗期间的观察要点有哪些?

(1) 评估给药途径、剂量、时间、速度是否正确。

(2) 观察给药时有无药液外渗,输液是否通畅。

(3) 观察患者有无化疗反应,如:静脉炎,消化道反应,过敏反应,肝、肾、心脏毒性及神经毒性等。

(4) 观察患者的饮食及化疗期间的休息情况。

(5) 观察患者的心理状态。

5. 化疗药物常见的不良反应有哪些?

(1) 消化道反应:包括恶心、呕吐、厌食、腹泻、便秘、口腔黏膜炎等。

(2) 骨髓抑制:多数抗肿瘤药物有骨髓抑制的不良反应,最常见的是白细胞数量降低。

(3) 重要脏器的损害:肝脏毒性、泌尿系统毒性、心脏毒性、神经系统毒性、肺毒性。

（4）其他毒副反应：过敏反应、皮肤毒性反应及脱发、水肿。

（5）远期毒性反应：致癌作用、不育和致畸。

6. 化疗药物外渗的处理原则是什么？

（1）立即停止药物输入，保留注射针头，回抽残留药液后拔除，避免按压。

（2）使用相应解毒剂（如无对应解毒剂，此法可不用）。

（3）局部使用2％利多卡因5 ml＋地塞米松5 mg＋生理盐水10 ml（用量根据外渗范围）。

（4）局部冰敷6～12 h，一般忌热敷，注意防冻伤。

（5）抬高患肢。

（6）外渗 24 h 后局部行氦氖激光照射，每日 1 次，每次10 min。

（7）硫酸镁、如意金黄散外敷或喜辽妥外涂。

（8）保持局部皮肤的完整性，一旦破溃不可涂抹任何膏剂，应清创、无菌换药。

（9）记录与外渗有关的情况。

7. 化疗药物的给药途径有哪些？

（1）静脉给药：包括静脉注射、中心静脉置管给药、静脉冲入法、静脉滴注。

（2）肌内注射。

（3）口服。

（4）腔内化疗：包括胸腔内化疗、腹腔内化疗、心包内化疗。

（5）鞘内化疗。

（6）动脉内化疗：直接动脉注射、通过导管动脉注射。

（7）膀胱内灌注。

（8）局部涂抹。

8. 配置抗肿瘤药物前的个人防护及药物外溅后紧急处理措施有哪些？

（1）在生物安全柜内备药。

（2）使用保护用具：戴双层手套，即在乳胶手套内戴一副 PVC 手套，在戴手套前和脱手套后洗手；工作服外套一次性防渗透隔离衣；佩戴防护口罩和护目镜，防止药物喷溅到眼睛和面部。

（3）操作台面覆盖一次性防渗透防护垫，一旦污染立即更换。

（4）药液溅到桌面或地面，应立即标明污染范围，用纱布吸附；药粉用湿纱布擦抹，污染纱布置专用袋中封闭处理。

（5）用肥皂和清水擦洗污染物表面，再用 75% 乙醇擦拭。

（6）操作过程中如药液溅到皮肤上或眼睛内，立即用大量清水或生理盐水反复冲洗，必要时按化疗药外渗处理。

9. 简述 PICC 的日常维护要点。

外周插入中
心静脉导管

（1）冲管频率：每次静脉输液前后、化疗前后、输血或血制品、抽血后、输注 TPN 等高黏滞性药物后必须立即冲管，治疗间歇期每周冲、封管一次。

（2）冲、封管方法：必须使用最小 10 ml 的注射器或压力较小的预充式冲洗器，以脉冲方式注入不含防腐剂的生理盐水冲管。封管以脉冲方式注入不含防腐剂的生理盐水或 10 U/ml 的肝素封管液，并采用正压封管技术。

（3）更换肝素帽：常规每周一次，PICC 管内抽血后、任何原因旋下肝素帽后，必须立即更换，先预冲肝素帽，严格消毒接头后连接新的肝素帽。

（4）更换敷料：置管后 24 h 更换，以后每周更换，敷料潮湿或松动及时更换。严格无菌操作，导管、皮肤、贴膜三者合一，避免导管体内外移动。

10. PICC 带管出院患者的健康指导主要包括哪些？

（1）告知患者每周须到医疗卫生机构维护导管一次（更换贴膜、输液接头和冲管）。

（2）勿使用带管的手臂提拿重物、做大幅度的甩臂动作或引体向上，避免游泳。

（3）洗澡时，用保鲜膜包裹导管及附件部分，避免进水，如有进水,应立即到医院或医疗卫生机构更换贴膜。

（4）注意观察置管处周围有无红、肿、热、痛、渗出等现象,如有异常应及时到医疗卫生机构就诊。

11. PICC置管期间的主要并发症有哪些?

① 机械性静脉炎;② 渗血与血肿;③ 导管异位;④ 心律失常;⑤ 感染;⑥ 导管脱出;⑦ 导管断裂;⑧ 皮肤过敏样反应;⑨ 导管堵塞;⑩ 静脉血栓。

12. 简述放射治疗前患者的健康指导。

（1）向患者及家属告知有关放疗的知识。

（2）放疗时应摘除金属物质,头颈放疗的患者在放疗前摘除金属牙套,气管切开患者应将金属套管更换成塑料套管,或硅胶套管。

（3）头颈放疗患者放疗前治疗龋齿及各种口腔及牙龈疾病。

（4）纠正患者贫血、脱水、电解质紊乱的情况,控制局部感染。如有伤口,应伤口治愈后开始放疗。

13. 简述放射治疗后患者的健康指导。

（1）继续注意保护照射野皮肤,避免感染、损伤及接触刺激性物品,避免雨淋和日晒。

（2）口腔经过放疗后2～3年内不能拔牙,如需拔牙应向医师提供头颈放疗史。

（3）头颈部放疗患者应继续进行张口锻炼,预防张口困难。

（4）预防感冒,以免诱发放射性肺炎;及时治疗头面部感染,预防头颈部蜂窝织炎。

（5）有口咽及食管黏膜反应者,给予软食或半流质饮食。

（6）向患者及家属讲述放疗疗效,接受放疗的部分患者6个月内肿瘤仍会继续消退。

（7）出院后1个月复查,以后根据情况3个月或6个月复查。

14. 放射性皮肤急性反应的分级及护理原则是什么?

反应分级:

（1）0级：无变化。

（2）Ⅰ级：滤泡样暗红色红斑，干性蜕皮或脱发，出汗减少。

（3）Ⅱ级：触痛性或鲜色红斑，皮肤皱褶处有片状湿性蜕皮，或中度水肿。

（4）Ⅲ级：皮肤皱褶以外部位融合的湿性蜕皮，凹陷性水肿。

（5）Ⅳ级：溃疡、出血、坏死。

护理原则：

（1）出现Ⅰ级皮肤反应时，可局部涂珍珠粉、薄荷粉等起到清凉止痒作用或遵医嘱敷三乙醇胺乳膏，勿用手抓挠，造成皮肤损伤。

（2）出现Ⅱ级以上皮肤反应时，充分暴露反应区皮肤，切忌覆盖或包扎，外出时注意防晒。局部可外用湿润烫伤膏、康复新、医用射线防护喷剂等，减轻局部炎症反应，促进皮肤愈合。

（3）当照射野皮肤出现结痂、脱皮时，禁用手撕剥，以免感染溃烂。

15. 简述放射性肺炎的护理要点。

（1）注意保暖，避免冷空气刺激，保持病室内空气清新，防止呼吸道感染。

（2）指导患者进行有效咳嗽，进行深呼吸练习，锻炼肺功能。

（3）根据医嘱进行雾化吸入，协助拍背，促进痰液咳出。

（4）根据医嘱使用止痛剂并观察疗效。

（5）气促时行氧气吸入，加强巡视，观察、记录吸氧情况和效果。

（6）咯血时，及时使用止血药并观察疗效，清洁口腔，出现大咯血时，应立即通知医师，指导患者头偏向一侧将血吐出，防止窒息，监测病情变化并做好记录。

16. 阿片类药物常见不良反应有哪些?

① 便秘；② 恶心呕吐；③ 尿潴留；④ 皮肤瘙痒；⑤ 嗜睡及过度镇静；⑥ 呼吸抑制。

参考文献

1. 李小寒. 尚少梅. 基础护理学. 第 4 版. 北京：人民卫生出版社，2006
2. 尤黎明. 吴瑛. 内科护理学. 第 4 版. 北京：人民卫生出版社，2006
3. 曹伟新. 李乐之. 外科护理学. 第 4 版. 北京：人民卫生出版社，2006
4. 唐维新. 实用临床护理"三基"理论篇. 南京：东南大学出版社，2004
5. 王一镗. 急诊医学. 北京：清华大学出版社，2008
6. 沈洪. 急诊医学. 北京：人民卫生出版社，2008
7. 陈小杭. 急救护理学. 北京：北京大学医学出版社，2009
8. 周秀华. 急危重症护理学. 北京：人民卫生出版社，2006
9. 陆再英. 钟南山. 内科学. 第 7 版. 北京：人民卫生出版社，2008
10. 蔡文智. 智发朝. 消化内镜护理及技术. 北京：科学出版社，2009
11. 中华医学会糖尿病学分会编写. 中国 2 型糖尿病防治指南. 2007
12. 中华医学会糖尿病学分会编写. 中国 2 型糖尿病防治指南. 2010 年版讨论稿
13. 中华医学会糖尿病学分会护理及糖尿病教育学组编写. 中国糖尿病护理及教育指南. 2010
14. 中华医学会糖尿病学分会编写. 中国糖尿病患者胰岛素使用教育管理规范. 2011
15. 李金荣. 陈莉明. 郑少雄. 内分泌科速查手册. 南京：江苏科学技术出版社，2010
16. 俞立权主译. 造血干细胞移植标准实践手册. 北京：人民卫生出版社，2007
17. 陈孝平. 外科学. 北京：人民卫生出版社，2002
18. 屠丽君. 陈湘玉. 新编临床护理 1000 问. 南京：江苏科学技术出版社，2009
19. 吴在德. 吴肇汉. 外科学. 第 7 版. 北京：人民卫生出版社，2009
20. 郑修霞. 妇产科护理学. 第 4 版. 北京：人民卫生出版社，2008
21. 乐杰. 妇产科学. 第 4 版. 北京：人民卫生出版社，2008

22. 崔焱. 儿科护理学. 第 4 版. 北京：人民卫生出版社，2009

23. 刘淑媛. 陈永强. 危重症护理专业规范化培训教程. 北京：人民军医出版社，2005

24. 刘淑媛. 心血管疾病特色护理技术. 北京：科学技术文献出版社，2008

25. 李庆华. 肖建军. 呼吸机临床应用问答. 北京：人民军医出版社，2005

26. 许业珍. 江朝光. 重症加强护理学. 北京：军事医学科学出版社，2001

27. 王志红. 周兰姝. 危重症护理学. 北京：人民军医出版社，2003

28. 邱海波. ICU 主治医师手册. 南京：江苏科学技术出版社，2008

29. 罗彩凤. 护理学基础. 镇江：江苏大学出版社，2010

30. 杨志寅. 内科急危重症. 北京. 中国医药科技出版社，2006

31. 杨丽娟. 李振香. 现代危重症临床护理. 济南：山东科学技术出版社，2009

32. 徐波. 肿瘤护理学. 北京：人民卫生出版社，2008

33. 周际昌. 实用肿瘤内科学. 北京：人民卫生出版社，2007

34. 王建荣. 输液治疗护理实践指南与实施细则. 北京：人民军医出版社，2009

35. Field JM, Hazinski MF, Sayre M, et al. Part 1：Executive Summary of 2010 AHA Guidelines for CPR and ECC. Circulation

36. Winter GD. Formation of the Scab and the Rate of Epithelization of Superficial Wounds in the Skin of the Young Domestic Pig[J]. Nature，1962，193：293-294